文成天縱

中醫古籍稀見稿抄本輯刊

ZHONGYI GUJI XIJIAN GAO-CHAOBEN JIKAN

26

李鴻濤 主編

广西师范大学出版社
GUANGXI NORMAL UNIVERSITY PRESS
·桂林·

第二十六册目録

證治明辨六卷（卷五至六）

〔清〕王毓衔編

清抄本

書

證治明辨

證治明辨 卷五

經門

女子胞即子宮寒則無子衝任脈起於胞中上循腹裏謂經絡之海經水者陰血也陰必從陽故禀火色也血為氣之配氣熱則熱氣寒則寒氣升則升氣降則降氣凝則凝氣滞則滞往往見成塊者氣之凝也將行而腹痛者氣之滞也行後腹痛者氣血虛也色淡而少者亦虛也錯經妄行者氣亂也紫黑者氣滞熱甚也紫黑成塊作痛而行溫熱之藥禍不旋踵心主血以色紅為正雖不准期

而色正易治

丹溪云先期而至者血熱也後期而至者血虛也先期者屬熱有二血熱腹不痛身多熱色必紫脈必洪數生地 丹皮 黄芩 香附 後期屬寒有三血虛腹不痛色淡者有痰血濇滯者胸飽腰腹痛也

經閉 月事不來者胞脈閉也胞脈者屬心而絡於胞中今氣上逼肺心氣不得下通故事月衰少不來也又曰二陽之病發心脾不得隱曲女子不月 故調經者當理心脾先服降心火之劑瀉心火胞血自下矣後以補脾養血

不行有三胃弱形瘦血氣衰津液不生此名血結此中焦胃熱結也二者心胞絡脈洪數時見躁大小便秘而經閉乃血海乾

枯下焦胞脈熱[結]也三者勞心心火上行胞脈閉此心火脾熱結也
景岳曰經行腹痛實者痛於未行之前拒按拒揉也虛者痛於既
行之後可揉可按也
王節齋曰女子經不行有脾胃損傷而致者不可認作經閉死血
輕用破氣行血之藥宜調脾胃用白朮為君苓芍為臣佐以芎
歸芪草柴胡肉桂陳皮等脾旺則能生血而通矣若脾胃無病
按其少腹果有血塊方宜香附桃仁丈桂行血通經之劑

血瘕　内經曰小腸移熱於大腸為伏瘕為沉此血濇不利沉
滯不行

血枯　有病胸脇支滿妨於食則[先]聞腥　臭出清液先吐血四

肢清時時前後血病名血枯此得之年少時有所大脫血若醉入
房中氣竭肝傷故月事衰少不來治以烏鰂骨凡有藘茹

月水不調不能孕育

經候不調無他證而不受胎六味地黃丸加童便製香附醋炙斷艾調理最妙若有別症兼見隨症制湯送下

癸水不准必不受胎然參前受胎者有之此是血熱抑有參前落後互兼者將為寒熱並乎大抵婦人受氣亂經期亦亂故調經以理氣為先歸附丸主之若氣盛者宜抵抑氣以行血血盛則氣行矣經不調而血淡如水宜補氣血保元湯加芎桂肉桂香附腹痛加膠艾延胡虛加姜桂若婦人勞傷氣血衝任虛損月水過度多淋漓不斷或過期不來崩中下血或白帶白淋四物加丁香膠艾若曾傷胎瘀血停留小腹急痛五心煩熱者大溫經湯信水不調

陰虛潮熱或寒熱如瘧盜汗痰嗽漸成骨蒸者血熱相搏也加味逍遥散

月水准信不受孕者其故有三肥白腹不痛者閉子宮也因痰導痰湯甚則間一二日送滚痰丸二三服腹多痛者必多食生冷過多且人多氣宜溫熱藥七氣湯如欬嗽形瘦色赤多火陰血虛者不宜服只以四物加陳皮香附肉桂作丸亦有血少不能攝精者十全大補湯兼寒熱金匱溫經湯或曰經正而子宮寒者非也若子宮寒其經必過期矣豈有准信而寒乎

黑瘦多火人經少色深紫而不受孕者為胞血枯而精敗爍也四物換生地加芩連

瘦弱而不能受孕于宮無血精氣不聚故也十全大補之類

經色門

經水有紫黑色腹痛者氣血相併也腹不痛者血熱也淡紅色者血虛也其來必皆不准腹痛者四烏湯加蓬朮川連不痛者但加川連色淡者增損四物湯色淡如黃漿水者心胸嘈雜泛泮乃胃中有濕痰也六君加肉桂蓬朮木香蒼朮曾下利若汗出小便利者為亡津液故經水反少補脾和胃血自行矣

經多門

經水不正左脉按之空虛是氣血俱脱輕手其脉數疾舉之弦緊或濇此是陽脱陰亡或見熱症於口眼鼻或渴是名陰躁陽欲先去也急用大建中湯或十全大補送腎氣丸以補命門之下脱痰多占住血海因而下多者目必漸昏肥人多此越鞠丸肥人不及日數而多者痰多血虛有熱亦用前丸更加黄連白术肥人盛飲食過度而經水不調者乃是濕痰蒼术半夏茯苓白术香附澤瀉芎歸軀脂滿而經閉者以導痰湯加川連川芎不可服四物以地黄泥膈故也

經行腰痛門

經水將來腰疼腰痛乃鬱滯有瘀血四物加紅花丹皮蓬术延胡索香附木香實熱加黄連發熱加柴芩將來先痛氣血滿滯也四烏湯加紅花桃仁經前先腰痛脈浮弦者小建中加丹皮桃仁經候欲行身體先痛氣血不足也桂枝湯加芎歸稍用熟附三二分

經後痛者雖曰虛寒當補然氣亦能作痛須要視其受補否不受補四物加炮姜艾附受補者八物加炮姜艾附瀉者先治瀉人有

經行四五日腰中綿綿作痛者此經行時因氣滯而血未盡故也四烏湯加蓬术砂仁經水愆期胸脇腰腹刺痛虛浮寒戰此衝任弱藏氣虛冷故也溫經湯加減每遇經行輒頭疼氣滿心下怔忡

飲食減少肌膚不澤此痰濕為患也二陳加當歸炮姜肉桂
一切氣上湊心心腹攻築脇肋刺痛月水不調者紺珠天香散

經期先後門

先期　先期而至有因肝脾血燥者加味逍遙散有因脾經鬱滯者歸脾湯有因肝經怒火者小柴胡加生地有因血分有熱者四物加白术茯苓柴胡丹皮有因勞役火動者補中益氣湯

後期　過期而來有因脾經血虛者十全大補湯有因肝經血少者六味丸有因氣虛血弱者八珍湯

月經門方

烏鰂骨丸　治月事衰少

茹藘　烏鰂骨

醋煎丸散　治經行少腹結痛產後惡露不行

三棱　蓬术　香附　烏葯　赤芍　甘草　肉桂

加味逍遥散　治信水不調

煨姜　茯苓　白芍　炙草　當歸　陳皮　柴胡　薄荷葉

白术　丹皮　山梔

保元湯　治營衛氣血不足

黃蓍　人參　炙草

温經湯　治經不准兼寒者

當歸　芎藭　芍藥　人參　桂枝　阿膠　吳茱萸　丹皮

生姜　甘草　半夏　麥冬

十全大補湯　治營衛氣血虛

人參　肉桂　白朮　黄耆　茯苓　熟地　川芎　炙草

白芍　當歸

加減四物湯　治停經血滯少腹結痛

三稜　生地　當歸　蓬述　赤芍　肉桂　川芎　乾漆炭

增損四物湯　治經色淡

當歸　川芎　人參　白芍　甘草　炮姜

四烏湯　治血中氣滯少腹結痛

白芍　烏葯　生地　甘草　川芎　香附　當歸

紺珠正氣天香散　順氣調經定痛舒欝

烏葯　蘇葉　香附　陳皮　乾姜

金匱腎氣丸　補命門下脫

地黄　山葯　桂枝　澤瀉　茯苓　山茱萸　附子　丹皮

濟生歸脾丸　治血不歸脾則妄行

木香　當歸　人参　黄蓍　白术　茯神　龍眼肉　炙草

酸棗　遠志

七氣湯　治氣欝經亂

人參　炙草　肉桂　半夏　生姜

六味丸　治腎水真陰不足

澤瀉　山萸　茯苓　熟地　丹皮　山药

礬石丸　治婦人經水不利下白物

杏仁　礬石

歸附丸　治氣亂經期或前或後

當歸　香附

千金白薇丸　治月水不調利閉塞絶産

細辛　白薇　人參　杜蘅　牡蒙　川朴　半夏　白姜蚕

當歸　紫菀　牛膝　沙參　干姜　秦艽　蜀椒　黄防風

附子

土瓜根散　治瘀積經水不利或一日再見及陰頹腫

芍藥　肉桂　土瓜根　䗪蟲

調經湯　治經行感冒熱入血室

柴胡　熟地黃　人參　炙草　歸身　白芍　黃芩　川芎

生姜　半夏　大棗

通瘀煎　治氣滯不利經阻腹痛

木香　歸尾　青皮　香附　紅花　烏藥　南查炭　澤瀉

生津飲　治倒經熱入血室及經閉吐血

生地　當歸　白芍　天冬　紅花　桃仁　麦冬　天花粉

蘆薈丸　治熱結經閉作塊上衝梗痛

青黛　蘆薈　硃砂　麝香　大皂莢　乾蟾

失散笑　治瘀結少腹急痛

五靈脂　蒲黄

決津煎　治血虛經滯不能流暢而痛

當歸　烏葯　熟地　澤瀉　牛膝　肉桂

加減四物湯　治停經血滯少腹結痛

熟地　肉桂　赤芍　三稜　歸身　莪术　川芎　乾漆炭

大黄甘遂湯　治血結少腹如墩

阿膠　大黄　甘遂

澤蘭湯　治勞怯經閉

赤芍　當歸　澤蘭　甘草

牛膝散　治月水不利臍腹作痛小腹引腰氣攻胸脇

當歸　桃仁　牛膝　玄胡　桂心　丹皮　木香　赤芍藥

帶下門

醫通云帶下之證起於風氣寒熱所傷入於胞宮從帶脉而下故名為帶有五色不論赤白白者屬氣虚甚則腰痛如虚不甚則不痛若氣鬱甚則腰痛頭疼眼花此虚症也千金内補當歸建中湯加醋製香附或萆薢分清飲量肥瘠用赤帶多腰痛艾煎丸加續斷杜仲若肥盛蒼黑而肥肉胭堅為濕熱下注平胃散加姜製星半酒炒芩連赤白帶下艾煎丸隨證加氣血藥治之五色帶下十全大補湯加熟附龍骨赤石脂禹餘糧酒丸服

朱丹溪曰帶下赤白屬於大腸小腸之分赤屬血白屬氣主治燥濕為先漏與帶俱是胃中痰積流下滲入膀胱無人知此只宜

升提甚者必用吐以升提其氣次用二陳湯加二朮升柴丸服肥人多是痰濕瘦越鞠丸加滑石海石蛤粉星半茯苓樗根皮作丸服瘦人多是熱以大補丸加滑石海石樗根皮龜版炭作丸服必須斷厚味

王叔和五崩論云傷肝則青如泥色傷心則赤如紅津傷肺則白如鼻涕傷脾則黃如爛瓜傷腎則黑如衃血

景岳曰帶下總由命門不固而不固之病其因有六一心旌心火不靜而帶下者宜清心安神一慾事過度滑泄不固而帶下者固精丸一人事不暢精道逆而為濁為帶者六味丸威喜丸一濕熱下流流而帶為濁者脈必滑數色見紅赤紅症有煩渴而多熱

者八味逍遙猪肚丸　若熱甚淋而赤者龍膽瀉肝湯　一元氣虛弱而帶
下者固陰煎菟絲丸　若陽氣虛寒脈見微濇色白清冷腰痛多寒者
宜加姜附　一脾腎氣虛下陷而多帶者歸脾丸補中益氣湯　帶者始而清
熱利濕久則溫補下元濇以固脫
一方治血帶四物加椿根皮貝母甘草黃柏干姜　肥人多濕痰
加蒼白朮半夏　赤帶加條芩荊　久下加熟地牡蠣　氣虛
加參芪腰腿痠痛加鹿角膠

淫濁門

張介賓曰淫濁與帶下之不同者蓋白帶出於胞宮精之餘也淫濁出於膀胱水之濁也雖膀胱與腎為表裏故帶濁之源無非皆出於陰分然帶由脾腎之虛淆者多淫濁由膀胱之濕熱者此其所以有辨也

醫通云小便白淫白濁皆由勞傷於腎故心腎不交泰水火不升降腎主水開竅於二陰陰為洩便之道胞冷腎損故有淫濁之症白淫者一時放白水孀尼多有此疾乃鬱火也逍遙散加炒黑山梔酒炒黄蘗白濁者渾濁如膿此膀胱經熱失治當生瘡疽清心蓮子飲加萆薢

淋瀝門

經水淋瀝不斷其故有三有因月戒來而行房致傷胞絡先服治血藥少腹痛者四物湯加香附烏藥不痛四物加膠艾黄蓍氣虚下陷少腹喜温按者四物加參术黄芪升麻陳皮有多氣所致甚則胸膈飽悶肚腹不疼者逍遥散加熟地當臍痛者尤宜飲食少者增損四物湯加焦白芍禁用苓連若勞傷氣血衝任虚損四物湯加丁香膠艾小腹急痛温經湯月水至老不斷必成淋症補中益氣或八珍並加香附細辛仍須戒氣方可治療否則崩淋難治也

淋辨門

淋證皆由腎虛膀胱積熱所致腎虛則小便數膀胱熱則小便澁適遇經行時候或澁數淋漓腹中時痛其脈沉細皆因寒熱邪氣客於胞中故衝任不調而成此症證歸附丸白淋者起於鬱多属虛寒小腹不疼與去血過多空痛者俱宜人參養營湯香附不可缺或補中益氣湯下歸附丸如痛四烏湯白淋變為黄水將成血淋八物湯加減

血淋者月事三五日一至積數月不愈者是也腹痛者四烏湯莪茂木香甚則酸(音醋)煎散尚恐有瘀血未盡也去多不痛善飲食者八物湯加芩連或補中益氣加黄蘗檗如飲食少進者芩連黄檗禁

用若少腹痛而脾胃不實或痛而欲得按者八珍湯加膠艾或逍遥散加熟地膠艾如濕者先實脾胃大抵治淋先治脾胃為上此證多腰痛雖屬血亦因氣所致也

砂淋者淋下則沉積如砂一層有赤白二種白屬氣赤屬血不可依書用芩連多不克效當知婦人之疾雖有濕熱只宜調經不可與苦寒之藥以其月事時下多虛多實故養營湯治白淋而効以有桂也艾煎丸亦然惟赤淋不可服熱藥宜八珍加芩連香附誤用温補必致燥渴引飲加以水飲停畜而成腫脹者八味逍遥散加芩連枳朴澤瀉橘皮先治其脹然後徐徐治本慎勿驟補驟補則氣壅更甚也

崩漏門

陰虛陽搏謂之崩　忽然暴下謂之崩中非時血下淋瀝不止謂之漏下　暴崩者其來驟其治易宜補宜塞久崩者其患深其治難宜清宜通

景岳云此等症候未有不由憂思鬱怒先損脾胃次及衝任而然者崩漏淋既久真陰日虧多見脈弦豁大寒熱欬嗽等症此乃寒氣虧損陰氣假熱之脈尤當參地歸朮甘溫之屬以峻培本源庶可望生但得胃氣未敗受補可救若不受補而日事清涼以苟延目前則終非吉兆也

暴崩腹痛有二一者瘀血一者空痛有瘀者體必作痛脈必弦當

去之空痛者不寒少腹喜熱按脈微弱當補之
經斷多年忽然崩漏虛而有熱不腰痛為善不可過濇久不可苓
連傷脾胃宜膠艾八珍黄芪澤瀉又年高而崩者法在不治治亦無功
張氏云室女有水久不行切不可用青蒿等涼藥醫家多以為室
女血熱以涼藥解之殊不知血得熱則行冷則凝若經候微少漸
漸不通手足骨肉煩疼日漸羸瘦漸生潮熱其脈微數此由陰虛
弱陽往乘之少火不能滅盛火火逼水涸耗亡津液治當養血益
陰慎勿以毒藥通之宜柏子仁丸澤蘭湯
室女思另以致崩漏成勞十分難治加味逍遙四物湯
崩久下臭黄水或紫黑筋塊腥穢不堪者不治腹滿不食不治面

足浮腫不治陰户腫痛如刀割者死期迫矣

老年血崩淋證不拘痛與不痛脾胃實與不實皆以八珍加膠艾

黄耆澤瀉若㯳用苓以瀉脾胃更何恃以袪病乎崩过多者先服五靈脂末當分

寒熱此藥能止能行

人云崩中有帶白者用椒目末

人云白芷石炭灼去灰粥丸服

一方白芷乾姜

殺血心痛門

陳臨川良甫云婦人血崩而心痛甚名曰殺血心痛由心脾血虚也小産去血過多而心痛者亦然

帶濁淋崩門方

艾煎丸　治崩傷淋瀝帶下赤白小腹疼痛

當歸　熟地　川芎　白芍　人參　石菖蒲　吳萸

大溫經湯　治崩帶及唇口乾燥并治經阻不通咳嗽便血此肺熱移腸

歸身　白芍　阿膠　川芎　甘草　人參　麥門冬　肉桂

吳萸　丹皮　半夏　生姜　白朮

旋覆花湯　治虛風襲入膀胱崩漏鮮血不止

新絳　葱　旋覆花

防風丸　治風入胞門崩漏下血色清淡者

防風勿見火

子芩丸　治風熱入犯肝經崩下血色稠紫

條黄芩

千金茯苓補心湯　治崩中面赤

桂枝　石英　茯苓　甘草　人参　麥門冬　大棗　赤小豆

小牛角䚡散　治帶下五崩下血外實内虚之病

鹿茸　牛角䚡　當歸　乾姜　禹餘糧　烏鰂骨　赤小豆

阿膠　川續斷　龍骨

白术散　治姙娠胎寒帶下

芎藭　川椒　白术　牡蠣

伏龍肝湯　治勞傷衝任崩中去血赤白相兼或如豆汁臍腹冷痛口乾食少

伏龍肝　生姜　生地　甘草　艾葉　赤石脂　桂心

八珍湯　治胎產崩漏氣血俱虛

人參　甘草　熟地　歸身　茯苓　白芍　白朮　川芎藭

固經丸　治經多崩漏

龜版　樗皮　芍藥　黃芩　黃柏　香附

膠艾湯　治陷經下血孕婦胎漏不止

乾地黃　白芍　川芎　當歸　阿膠　甘草艾

丁香膠艾湯　治經漏兼白帶

熟地　丁香　芎藭　芍葯　艾葉　阿膠　歸身

清心蓮子飲　治崩淋

柴胡　人參　黄芪　石蓮　地骨　炙草　車前子　赤苓

麥冬

升陽舉經湯　治崩漏自汗短氣倦怠懶言

黑山梔　黄芪　白术　升麻　陳皮　柴胡　當歸身

人參　甘草　大棗

大補丸　治虚勞腰痛帶濁遺精

人參　熟地　生地　天冬　麥冬　河車　豬脊髓　黄芪

山藥　茯神　杜仲　杞子　當歸　龜版　川黄柏　蓯蓉

五味　白芍　虎骨　首烏　知母　牛膝

固陰煎　治陰虛滑泄淋帶

人參　山萸　炙草　熟地　兔絲子　山药

惜紅煎　婦人經血不固崩漏不止腸風下血

白术　荊芥　炙草　白芍　山药　續斷　五味子　烏梅

地榆

八正散　治淋痛尿血

扁蓄　滑石　木通　大黄　草梢　車前　山梔子　瞿麥

燈草

萆薢分清飲　治膏淋白濁

烏葯　茯苓　石菖蒲　益智　草梢

清心蓮子飲　治心火淋渴

車前　柴胡　人參　黄蓍　赤苓　石蓮　地骨　炙甘草

麦冬

克應丸　克應丸乃四物服　龍壯丈丹石脂茯

五淋散丸　五淋散歸苓　赤芍草梔仁

龍骨散　血崩龍骨散　香附棕櫚炭

七灰散　七灰散是藕節加罌粟蓮殼（蓮）一蟹蛇蛻　二草旱蓮同氣性七味燒灰和醋服

烏梅千姜用棕櫚人參槐花與地榆二味入隹酒煎　香油烊乚燒研存氣末酒調童便供

玉關丸　治腸風崩漏

枯礬　文蛤　五味　訶子　白麪

保陰煎　治男婦帶濁遺溺淋色赤帶血便血不止

山藥　生地　黄柏　芍藥　川斷　黄芩　熟地　生甘草

舉元煎　治氣虛下陷血崩血脫亡陽垂危

升麻　黄耆　白朮　人參　炙草

如聖散　治崩漏不止

棕櫚　黑姜　烏梅

固下丸　治赤白帶下

良姜　樗根皮　黄柏　白芍

當歸煎　治赤白帶下腹痛不能飲食羸瘦

續斷　熟地　白芍　牡蠣　當歸　地榆　阿膠

升陽舉經湯　治崩漏自汗短氣倦怠懶言

白芍　升麻　黄耆　人參　白朮　柴胡　歸身　黑山梔

陳皮　炙草

泄瀉門

經行先泄瀉者此脾虛也脾統血而惡溼經血將動脾血先注血海然後下爲經脾血既虧不能運行其溼所以必先作瀉補中益氣加炮姜有熱熏黄連若飲食減少六君理中選用

遺溺門

經云肝所生病為遺溺督脉所生為遺溺　膀胱不約為遺溺

仲景云下焦竭則遺尿失便氣虛不禁　又曰下焦不歸則遺溺此症乃下虛不充有睡中遺失也有氣門不固而頻數不禁也有無所知覺此虛極之候也古人論治屬虛屬熱惟是水泉不止膀胱不藏必以氣虛而然年衰氣弱者有之大病之後有之人有產育不順致傷膀胱者有之宜補脬惟幼稚以俟氣壯而固可愈

外臺秘要云夫人有於眠睡中不覺尿出者是其稟質陰氣偏盛陽氣偏虛則膀胱腎氣俱冷不能制于水則小便多或不禁而遺尿膀胱足太陽也為腎之府腎者足少陰也為藏與膀胱合凡人

之陰陽日入陽氣盡則陰受之氣至夜半陰陽大會氣交則卧睡小便者水液之餘也從膀胱入於胞為小便夜卧則陽氣衰伏不能制于陰所以陰氣獨發水下不禁故於眠睡中不覺遺尿也

方用鵲巢褥燒水服又方雄鷄肝桂心各牡蠣礬石為末以米飲服

胞痹

小腹膀胱按之內痛若沃以湯澁於小便上為清涕

膀胱虛滯不能上吸肺氣肺氣不清不能下通水道所以澁滯不利得熱湯之助則小便濇澁微通具氣循經蒸發肺氣漸開則清氣得以上泄也

醫通腎瀝湯主之

小便血門

婦人尿血或因膏粱炙煿或因醉飽食入房或因飲食勞役或因六淫七情以致元氣虧損不能收攝歸源若因怒動肝火者加味逍遙散調送髮灰肝經風熱者送一味子芩丸久而血虛者八珍湯送血餘膏粱積熱者清胃散加槐花甘草房勞所傷者六君加升柴風熱所傷者四君加防風凡久而虧損元氣者補中益氣為主鬱結傷脾者歸脾湯為主又百問云婦人小便遺血山梔必不可少欲其去下元屈曲之火也

溺遺尿血門方

補中益氣湯　治脾虛溺

人參　陳皮　黃蓍　升麻　甘草　白朮　歸身　北柴胡

膠艾榴皮湯　治妊娠利下不止

阿膠　艾葉　酸石榴皮

伏龍肝湯丸　治胎前下痢產後不止及元氣大虛瘀積小腹結痛不勝功擊

炮黑查肉　焚枯黑糖

三物膠艾湯　治妊娠血利兩即膠艾榴皮湯

白頭翁加甘草阿膠湯　治產後利不止

秦皮　阿膠　黄連　白頭翁　黄檗　甘草

千金種子丹　治虛損夢遺白濁

沙蒺藜　蓮鬚　覆盆子　山茱肉　芡實　龍骨　服之令人多子

白薇丸散　治妊娠肺熱遺尿

白芍　白薇

子芩丸　治小便血

黄芩

導赤散　治小便血

生地　草梢　竹葉　木通

師尼寡婦寒熱門

療師尼寡婦宜別製方藥謂獨陰無陽致血氣交爭寒熱如瘧或腰背作痛而寒熱經閉白淫痰悶欬逆面黯瘦削久則成勞其肝脈絃弦出寸口上魚際是其證也若室女出嫁愆期而寒熱或既嫁不得於夫者亦然蓋男子精盛則思女女子血盛以懷胎此天地自然之理也治宜開鬱理氣其經自調逍遙加無灰酒竹瀝名酒瀝湯專主尼寒熱肥人用越鞠丸二陳最宜若兼怒動肝火而發熱佐以小柴胡加減若鬱結傷脾而寒熱佐以歸脾湯此症多兼經候不調當審緩治之

婦人形瘦肉脫胸中常想著一事而百計不解者勿與醫治後必

成癲

凡婦人鬱怒發寒熱逍遥散加丹皮香附胛氣不運痰氣留着結為痰癖發則其塊上升氣逆喘促嘔吐酸水初起元氣未傷宜四七湯加只實黄連虛人香砂六君子加柴胡白芍下佐金丸大抵鬱證皆虛火用事故多骨蒸寒經閉不調喘咳失音等證當詳虛損治例但須兼調鬱氣亦有陰血虧損不勝香燥者惟降火滋陰為首務耳

千金云凡人無子當為夫妻俱有五勞七傷虛羸百病所傷故有絶嗣之患夫治之之法男服七子散女服紫石門冬丸無不有子也

若丈夫陽氣不足不能施化慶云散主之

婦人立身以來全不產及斷緒後十年二十年不產此胞門不淨

中有瘀積結滯也朴硝盪胞湯主之

婦人月水不利閉絕產者白微丸

尼寡寒熱門方

酒瀝湯 治尼寡寒熱

柴胡 無灰酒 白术 甘草 當歸 白芍 陳皮 煨姜

竹瀝 薄荷葉

越鞠丸 治尼寡肥人寒熱

川芎 蒼术 香附 山梔 沉曲

七子散（千金） 治丈夫風虛目暗精氣衰少無子補不足

鍾乳粉 五味子 兔絲 車前 石斛 薯蕷 杜仲 鹿茸

菥蓂子 乾地 遠志 附子 芎藭 山萸 天雄 人參

巴戟天 蛇床子 茯苓 黃芪 牛膝 桂心 蓯蓉

慶雲散

覆盆子　石斛　五味　兎絲　天雄　白朮　桑寄生
天門冬　石英

朴砂硝溢胞湯

治婦人立身以来全不産及斷緒久不産二三十年

牡丹　朴硝　當歸　大黄　桃仁　厚朴　吉更　赤芍藥
人參　茯苓　桂心　甘草　牛膝　橘皮　水蛭　製附子
䗪蟲

葆真丸

治房勞太過腎氣虚衰精寒不能生子

杜仲　鹿角膠　茯苓　山藥　熟地　五味　益智仁　川楝

沉香　巴戟肉　補骨脂　胡蘆巴　山茰肉

五子衍宗丸　此葯添精補髓疏利腎氣不問下焦虛實寒熱
服之自然平秘

甘州枸杞子　兎絲子　五味子　覆盆子　車前子

煉真丸　治高年體豐瘦盛飽飲肥甘恣情房室上盛下虛及
髓藏中多著酒濕精氣不純不能生子服之立效

大腹子　蒼朮　人參　茯苓　黄蘗　鹿茸　茴香　大澤瀉
鳳眼子　蛇床　五味子　蓮鬚　白金鈴子　淫羊藿　沉香

抑氣散　治婦人氣盛於血所以無子尋常頭目眩暈膈滿體
疼怔忡皆可服

香附　陳皮　茯神、炙草

脈辨門

婦人經水二三月不来診其脈微滑而數晷無間斷於其間雖身有病而無邪脈不濇不伏不弦勁即胎脈也

辨男女　鬼胎　夜乂胎　死胎

古人咸以左大為男右大為女然多有素禀偏大偏小者惟寸口滑實為男尺中滑實為女最為要訣如兩寸俱滑實為雙男兩尺俱滑實為二女左寸俱滑實為一男一女此屢驗者若脈沉細腹重而不時微痛雖有形如抱甕狀滿腹不動但當臍下翕翕動按之氷又兩尺乍大乍小乍有無或浮或沉或動或止早暮不同者乃鬼胎也須視二三日乃見宜補氣活血若脈来急如風雨少停

復来如初者夜叉胎也亦有闕部微似雀啄之形者又有大小不均而指下弦勁不和者皆夜叉之兆也若脈来沉細腰腹動胎伏不動或反覺上搶心悶絶按之氷冷即非好胎更察舌紋青色此胎已死也若并唇亦青連母都不可救但伏而不動者亦有好胎宜服順氣和血之藥

養胎門

婦人受孕一月足厥陰脈養其陰陽新合名曰始胚大集經云胎成七日初不增減二七日如薄酪三七日如生酪四七日如熱酪是也

二月足少陽脈養陰陽居經名曰始膏經謂五七日生酥六七日始如息肉七七日如段肉八七日具堅如坏是也

三月手少陰脈養初有定形名曰始胞經所謂九七日變五胞兩肘兩髀及頭十七日續生五胞兩手腕兩足及頸十一七日復生二十六胞十手十足指及眼耳口鼻十二七日胞相成就是也

四月手少陽脈養始受水精以成血脈而形體成經謂十三日現腹相

十四日生五藏十五七日生大腸十六七日生小腸是也
五月足太陰脉養始受火精以成其氣而肢節充經謂十七七日有脾虛處十八七日生三腕十九七日生手掌足趺臂節二十七日生陰臍頤乳是也
六月足陽明脉養始受金精以成其筋而骨幹立經謂二十一七日有三百柔軟骨如初生瓠二十二七日如未熟瓠二十三七日堅如胡桃二十四七日生一百筋是也
七月手太陰脉養始受木精以成其骨而毛髮生經謂二十五七日生七千脉尚未具成二十六七日成如藕絲二十七七日有三百六十三筋二十八七日始生肌膚是也

八月手陽明養（脈）始受土精以成膚革而藏府具經所謂二十九七日肌膚稍厚三十七日方有皮像三十一七日皮膚厚堅三十二七日皮革轉成是也

九月足少陰脈養始受石精以成皮毛而穀氣入胃石稟五氣之餘藏府百骸俱實故為之石經所謂三十三七日鼻唇指膝節成三十四七日生九十九萬毛髮孔猶尚未成三十五七日毛孔具足三十六七日爪甲成就是也

十月五藏具備六府齊通納天地之氣於丹田經謂三十七七日母腹中有風起通其七竅三十八七日隨其宿世善惡分香臭二種風以定容貌骨節貴賤右千金述徐之才養胎法與大集經胎

合求其細則受胎在母腹七十一變展轉相成然多有不足月產，而能長育長年者此各經營養與七日之變皆不及期而養胎之氣仍遍周遍也若經脈營養未周總屬半產非正產也

驗胎門

婦人經候不行已三月欲驗有胎否生川芎二錢為末空心濃煎艾湯調下腹內微動則胎也

驗胎法　脉之沉實為男浮虛為女兩尺為最　左疾為男右疾為女　腹如覆杯者男如肘頸參差者女也　男動在三月陽性早也女動在五月陰性遲也女胎背母而懷故母之腹軟男胎面母而懷故母之腹鞕

姙婦左乳房有核是男右乳房有核是女

姙婦向南人從背後急呼之左回者男右回者女

雙胎品胎門

雙胎者精氣有餘岐而分之血因分而攝之故也若夫男女同孕剛日陽時柔日陰時感則陰陽混雜不屬左不屬右受氣於兩岐之間也　其有男不可為父女不可為母與男女兼形者曰男不可為父得陽氣之虧者也女不可為母得陰氣之塞者也兼形者出陰為駁氣所乘而為狀不一以女兼男形者有二一則遇男為妻遇女為夫一則可妻而不可夫又有男為女體上具男子全形此又駁之甚也或曰駁氣所乘獨見於陰而所乘之形又若是之不同耶予曰陰體虛駁氣易於乘也駁氣所乘陰陽相混無所為主不可屬左不可屬右受氣於兩岐之間隨所得駁之輕重而成形

故所兼之形有不可得而間也丹溪此論極造精微也

轉女為男法

三月名始胎女以斧置孕婦床下勿令知　雄黄盛絳囊帶孕婦腰間又云雄鷄長尾毛三莖置孕婦卧席下勿令知

胎不長門

姙娠胎氣本乎氣血胎不長者亦惟血氣之不足耳故於漏胎者有之血不歸胎也血氣衰者有之泉源日涸也多脾胃病者有之倉廩則化源虧而衝任窮也多欝怒者有之肝氣逆則血有不調也

姙娠有按月經行而胎自長有三五個月而其血大下而胎不墜或及期分娩或逾始產其理何歟其按月經行而胎自長名曰盛胎其婦氣充盛養胎之外其血有餘故也其有數月胎其血大下謂之漏胎蓋因事觸動經脈故血下未傷於子宮也孕中失血胎雖不隨其氣亦虧多致逾月產不予曾見有十二三或十七八或

二十四個月而生者往往有之俱是血氣不足胚胎難長故爾凡十一月之後未產者當大補氣血以培養庶可分娩之無虞也用八物湯加黄耆

胎前門

經云何以知懷子之且生也曰身有病而無邪脉也　人有重身九月而瘖此胞絡之脉絶也繫於腎少脉貫腎繫舌本故不能言無治也當十月復　婦人重身毒之何如曰有故無殞亦無殞也

金匱曰婦人得平脉陰脉小弱其人渴不能食無寒熱名妊娠桂枝湯主之於法六十日當有此證設有醫治逆者却一月加吐下者則絶之絶其醫藥也以炒米糯湯代茶止藥月餘漸月

婦人素宿有瘕病經斷未及三月而得漏下不止胎動在臍下上者此為瘕痼害妊娠六月動者前三月經水利時胎也下血者後

斷三月衃也所以血不止者其癥不去故也當下其癥桂心茯苓丸主之

婦人懷妊六七月脈弦發熱其胎愈脹腹痛惡寒少腹如扇所以然者子藏開故也當以附子湯温其温藏

師曰婦人有漏下者有半產後因續下血都不絶者有妊娠下血者假令妊娠腹中痛為胞阻膠艾湯主之

婦人懷妊腹中㽲痛當歸芍藥散主之

婦妊娠小便難飲食如故當歸貝母苦參丸主之病不在中焦血虛熱鬱津液濇少

妊娠有水氣身重小便不利洒淅惡寒即起頭眩葵子茯苓散主之小便利則愈

婦人妊娠常服當歸散主之常服即易產胎無疾苦產後百病悉
主之

妊娠養胎白朮散主之但苦痛加芎藭心下毒痛倍加芎藭心煩
吐痛不能食飲加細辛一兩半夏大者二十枚服之後更以醋漿
水服之若嘔更以醋漿水服之復不解者小麥汁服之已後渴者
粥大麥粥服之病雖愈服之勿置

問曰婦人病飲食如故煩熱不得臥而反倚息者何也師曰此名
轉胞不得溺也以胞系了戾故致此病但利小便則愈宜腎氣丸
主之

胎前門方

桂心茯苓丸　治妊娠癥瘕下血胎動在於臍

丹皮　桂心　赤芍　茯苓　桃仁

當歸貝母苦參丸　治妊娠煩熱小便難

苦參　當歸　貝母

葵子茯苓散　治妊娠小便不利惡寒頭眩

茯苓　葵子

白朮散　治妊娠胎寒帶下

芎藭　白朮　川椒　牡蠣

當歸芍藥散　治妊娠腹中疞痛

川芎　當歸　白朮　芍藥　澤瀉　茯苓

當歸散　治妊娠胎氣不安

黃芩　白朮　當歸　芍藥　川芎

乾姜人參半夏丸　治妊娠胃寒嘔吐不止

半夏　干姜　人參

茯苓丸　治妊娠脾虛弱不能健運

人參　桂心　茯苓　干姜　半夏　橘皮　白朮　炙甘草

葛根　枳實

胎動門

懷胎數動此胎氣熱所以逆上而作喘急也急用條芩香附白朮之類腹中滿痛叉心不得飲食千金用黄芩白朮芍藥煎服令微下水則易生月飲一劑為善因惱怒而胎動不安者沉香降氣散或四製香附一味為君加歸艾為散以鹽酒煎和滓服虛者八珍去茯苓加黄芩紫蘇陳皮名安胎飲又氣虛少食四君子加紫蘇陳皮血虛多熱四物加黄芩白朮胎氣鬱滯紫蘇飲脾氣虛弱六君子鬱結傷脾歸脾湯鬱怒傷肝脾者四七湯加芎歸怒動肝火者小柴胡加朮

安胎之法有二有因母病以致胎動者但治母病其胎自安八珍

湯加膠艾黄著氣滯者去茯苓加蘇橘黄芩因胎動而致母病者安胎而病自愈紫蘇飲加茯苓白朮阿膠砂仁千金治姙娠二三月至七八月胎動不安腰痛已有所見者用膠艾湯服之則安身有微熱去艾葉甘草加續斷葱白以葱能散客邪兼安胎也鄭虛庵曰治胎前下血不止用大劑參朮以安胎芎歸熟地黄芩白芍阿膠以止血砂仁行氣以止痛不可行動但安卧養胎自愈若傷動胎氣而下血不止急用紫蘇飲若胎未損服之可安已損服之可下若純用四物湯陰藥不得陽生陰長之功但胎不能安反致腹痛少食脾胃愈虛而愈不安矣

胎漏因下血無腹痛下血有腹痛胎動胎漏宜清熱胎動宜行氣

犯房下血者真胎漏也膠艾八物湯胎動不安者由受胎不實也
通用安胎飲桑寄生散人妊三月其經月三五次不多飲食精神如
故此血氣有餘兒大自來不止若作漏胎治之其胎必墮
景岳曰妊娠忽然下血其症有四或因火熱迫血妄行或因鬱怒
氣逆則動血或因損觸胎氣胞宮受傷而下血或因脾腎氣陷命門
不固而脫血此皆動血之最真者也不速為調理則必致墮胎矣
胎動者凡跌撲怒氣虛弱勞倦藥食誤犯房室皆能致之若因母
而胎動但治其母因胎動而母病但安其胎

漏胎下血門

姙娠經水壅之以養胎畜之以為乳若經水時下此衝任氣虛不能約制而然千金云姙娠下血不止名曰漏胞血盡則死宜服乾姜地黄散氣虛乏力少食者宜益氣固胎切勿泛用養血之劑四君子去茯苓加膠艾芎歸黄蓍砂仁若漏血腹痛者芎歸人參阿膠大棗煎服若因欝怒發熱内熱加味逍遥散若血虛至夜發熱當歸補血湯勞動脾火加味歸脾湯若因房事下血過多作痛八珍加膠艾脾胃虛陷補中益氣倍升柴風熱加防風黄芩月數將滿而漏血者此必不守禁忌所致亦有瘀凝滯不能轉運而下血者氣血先傷後必難産宜服紫蘇飲或用益母草熬肥人砂仁湯調

調下虛人人參湯調下

姙娠三月其經月来三五次但不多飲食精神如故此血氣有餘兒大自不来矣若作漏胎治之其胎必墮

胎漏黄漿或如豆汁若肝經濕熱用升陽除濕湯肝脾風熱加味逍遥散脾肝鬱結加味歸脾湯脾胃氣虛七味白术散脾氣下陷補中益氣湯肝經風熱防風黄芩作丸服風入腸胃胃風湯大全方治姙娠忽然下黄汁如膏或如豆汁胎動腹痛用黄耆一兩川芎一錢糯米一合煎服

暴下水者其胎必下若徐徐而下者可用補氣安胎藥主之

惡阻門

經水不行兩三月精神如故喜酸惡食或嗜一物或大吐或時吐痰與清水肢體沉重頭目昏眩此名惡阻不可作病治四君子加烏藥香附橘皮欬而渴者加橘紅五味生姜若胸中憒悶四肢沉重怠惰不能轉舒惡聞食氣喜鹹酸胎動不安嘔逆不食者理中湯加茯苓木香半夏　若中脘停痰二陳加只殼　若飲食滯停香砂六君子加只殼　若脾胃虛弱異功散兼氣惱加只殼砂仁　若飲食少思六君子加紫蘇梗桔　頭暈體倦六君子湯

若嘔吐不食倍苓半蓋半夏乃健脾氣化痰濕之主藥也今人以半夏有動胎之性鮮有用之者以胎初結慮其辛散也要全善云

余治妊娠阻病累用半夏未嘗動胎也千金用半夏茯苓湯二劑次用茯苓丸　懷妊愛酸乃肝藏之虛不能營其肝肝虛故愛酸物戴氏云惡阻者謂婦人有妊惡心阻其飲食也肥者有痰二朮加只實瘦者有火異功加芩連

妊娠每多噁心嘔吐頭眩困懶巢氏病源謂之惡阻子宮經絡絡於胃口逢食氣衝上必食吐盡而後精氣乃安血氣弱不能營肝肝虛故愛吃酸也惡食以所思之物任意與之可也過百日而愈者景岳謂胎元漸大則藏氣僅胎氣故暇（無）上逆矣凡治此者宜半夏茯苓湯人參橘皮湯之類

動漏胎惡阻門方

安胎飲　治胎動不安

苧結　糯米　建蓮

膠艾湯　治胎漏不止

乾地黄　阿膠　芍藥　當歸　川芎　甘草　艾葉

加味香附丸　治倒經自汗胎漏下血

熟地　當歸　川芎　芍藥　香附　烏賊骨　澤蘭

失笑散　治瘀結少腹急痛

五靈脂　蒲黄

半夏茯苓湯　治惡阻心煩頭眩惡寒汗出少食

半夏　生姜　乾地黄　茯苓　橘皮　覆花　細辛　人參
芎藥　川芎　粉甘草　吉更
乾姜地黄丸　治漏胎下血
干姜　乾地黄
芎歸湯　胎動不安子死腹中及産後血虚頭痛
川芎　當歸

子鳴門

妊婦腹中作鍾鳴即兒在腹中哭此母臍帶上疙瘩乃兒口中含脫出兒口兒作聲也以錢散地令妊母曲腰向地拾之使兒得復含入口中則止一方黄連湯令母呷之一方取多年空屋下鼠穴中土為末酒服或乾噙之即止

子癇門

妊婦中風項背强背直筋脈攣急口噤語澁痰盛昏迷時作時止或發搐不省人事名曰子癇羚羊角散

醫通云妊娠體虛受風則口噤背强冒悶不識人須臾自蘇良久復作謂之風痙亦名子癇甚則角弓反張逍遙散加羌活羚羊角棗仁鈎藤豆淋酒煎服　鄭守恒曰子癇一症人不易識或暈或冷麻重至仆地不省人事驗其平日眼目昏沉或認白為黑認黑為白是其漸也

子煩門

姙婦心煩躁悶謂之子煩於受胎後四五日月相火用事或天令
君火大行暑熱所致宜竹葉湯竹瀝湯
醫通云姙娠若煩悶頭目昏重是心肺虛熱或痰積於胸吐涎惡
食千金竹瀝湯若吐甚則胎動不安煩悶口乾不得眠者加味竹
葉湯氣虛者倍人參氣[滞]紫蘇飲痰滞二陳加白朮黃芩只壳脇滿
寒熱小柴胡脾胃虛弱六君子加紫蘇山梔

子腫門

孕婦胎中有水於五六月以致遍身浮腫腹脹喘急或腹大高過心胸氣逆不安不治損胎宜防己茯苓湯白术湯或頸不腫脚腫或指間出黄水謂之子氣服天仙藤散或鯉魚湯三個

子淋門

妊婦熱積膀胱胎氣膀壅滿小便淋瀝名子淋又名子滿澤瀉湯

芎歸湯導赤散六營湯

醫通云妊娠小便淋若乃腎與膀胱虛熱不能製水然妊娠胞系於腎腎間虛熱移於膀胱而成斯證若小便濇少淋瀝生料六味丸加麥冬五味肉桂車前若膀胱陽虛陰無以化腎氣丸肺氣虛而頻數短少生脈散加山藥澤瀉若小腸熱小便赤濇導赤散若肺虛膀胱熱而氣化不行生脈合導赤散若因肺經蘊熱黄芩清肺飲肝經溼熱加味逍遥散膏粱厚味加味清胃散若因勞役所傷或食煎煿小便帶血此血得熱而流於脬中補中益氣加丹皮

梔子若因脾胃氣虛胎壓尿脬而胎脹腹痛八珍湯倍茯苓加橘

半空心服服後探吐葯出氣定又服又吐數次必安

子嗽門

妊婦外感風寒久嗽不止謂之子嗽宜紫菀湯赤芍湯白朮湯黔子煎

子懸門

妊娠胎氣不安逆上心胸脹滿疼痛謂之子懸宜紫蘇飲子

醫通云胎氣湊泊上心忽然昏暈人事不省謂之子懸必妊娠素多憤悶痰氣壅塞致胎不安乘其憤火升迫心下喘脹腹痛甚則忽然仆地急宜童便灌之次以紫蘇飲加鈎藤茯苓姜汁童便將產時昏眩亦宜紫蘇飲若誤作中風治之必殆

子瘧門

姙娠患瘧寒熱往來名子瘧宜子瘧醒脾飲子露姜飲濟生石羔湯柴胡知母湯

子痢門

妊婦下利赤白腹痛裏急後重名子痢宜當歸芍藥湯白朮湯鴨子煎

乳泣門

未產而乳自出以胎元薄弱滋溉不用周而然謂之乳泣生子多不育　婦人乳汁乃衝任氣血所化故下則為經上則為乳若產後乳遲乳少由氣血之不足而猶或無乳者其為衝任之虛弱無疑也

產婦乳不來其原有二蓋一因氣血不足豬蹄湯一因肥胖婦人痰氣壅盛乳滯不來漏蘆湯

轉胞門

丹溪曰因胞為胎所壓轉在一邊胞系了戾不通耳胎若舉起懸在中英胞系得疎則水道自行宜參朮飲空心服隨以指探吐候氣定又與又吐小便立通屢試皆效轉胞飲主之

又云妊婦轉胞不得尿腎氣丸主之此乃孕婦稟受弱者有之憂悶多者性急躁者或食厚味者大率有之

子門方附膊胞

黃連湯　治子鳴

半夏　大棗　人參　干姜　黃連　甘草　桂枝

羚羊角散　治子癇

防風　杏仁　川芎　當歸　甘草　獨活　木香　酸棗仁

苡仁　茯神

竹瀝湯　治子煩

防風　竹瀝　麥門冬　黃芩　茯苓

加味竹葉湯　治心煩不解名子煩

茯苓　麥冬　人參　黃芩　竹葉　粳米

竹葉湯　治子煩

竹葉湯防風
茯苓與麥冬

天仙藤散　治子氣

鯉魚湯　治子氣

天仙藤散烏梅草木瓜姜蘇陳皮好
鯉魚湯煎湯用取汁歸芎苓朮陳姜調

安營湯　治子淋

安營湯二草甘通與細辛
滑石當歸麥冬等燈

紫菀湯　治子欬

五味　知母　人參　阿膠　甘草　貝母　紫菀　白茯苓

桔梗

金生白朮散　治子腫

姜皮　白朮　橘皮　腹皮　茯苓

紫蘇飲子　治子懸

大腹皮　人參　甘草　陳皮　當歸　川芎　紫蘇

安榮散　治子淋

麥冬　通草　滑石　當歸　燈心　甘草　人參　細辛

察驗色驗舌門

胎動不安甚者當以母形察之母面赤舌青母活子死面青舌紅口中沫出母死子活　脣舌俱青兩邊沫出子母俱死

孕婦舌黑子已死矣全以舌為驗

孕婦腹痛胎動欲知生死以手摸之冷在何面冷者為死温者為生　胎死腹中則面産母面青指甲青舌青口臭死如兩腹紅則母活子死

難產生死歌

血下如同月水来涌極肥乾主殺胎亦損妊母須憂慮争遣神丹救得囬　心腹急痛面目青冷汗氣絶命必傾血下不止胎衝上心腹冷悶定傷身　隨胎擧重倒仆輕致胎死在腹中居已損未出血不止衝心悶亂母孫魂　人云妊娠脉實大牢弦沉細者死緊者生　人云身體重熱頭人痛舌下之脉黑紋青反舌上冷子當死腹中胎死母歸陰面赤舌青細尋看母活子死救且勤唇口俱青沫流出子母皆死命難存面青口紅沫頻出母死子活定知真不信若論看應驗便知先哲不虚陳

感冒門

姙娠感受風寒頭痛煩熱宜芎蘇飲葱豉湯

發斑門

孕婦熱病發斑用梔子大青湯　又云熱病護胎法取浮萍朴硝大黄蛤粉藍根爲末貼臍上安胎極妙

感發門方

葱豉湯　治感冒

梔豉　葱白

數

證治明辨

産育門

王叔和脈訣云欲産之婦脈離經離經之脈認分明其來大小不調匀或如雀啄屋漏應腰疼腹痛眼生花産在須臾却非病欲産之婦脈離經離經之脈沉細而滑也同名夜半覺痛應分旦来朝日午定如生　景岳云離經之脈即歇止也

孕婦氣血虚弱者九十月之際不謹守養者及婦人過於安逸或肥盛以致氣血凝滞而不能運動者宜用達生散瘦胎佛手散縮胎丸則自然易生

十月腹痛或作或止名弄胎試痛非正胎之候也或腹痛而腰不痛非産也胎高非隔下者非産也穀道未挺出者非産也令人扶

徐徐而行仰卧忍痛不可早用草用力待胎氣臨下子通陰户腰重痛極眼中生火穀道挺迸此正欲産之候方上草用力

大凡生産自有時候切不可强服催生消胎等藥又不可坐草早及令隱姿〔穩婆〕亂用手法世間難産者多見於富貴安逸之人再其貧賤辛苦者無有也孕婦不曾行動舒伸忍痛故在曲身側卧故子在腹中不能轉動以致有横生逆産甚則子死腹中慎之

子在母腹全賴漿水滋養十月數足血氣完全形神俱備忽然如夢覺自能折胞求路而出夫胞漿者本胞内養兒之水也若胎元壯健者胞既折破即隨漿而下故易産也其弱者轉頭遲慢胞漿既乾污血閉塞道路是以難産宜催生如聖佛手如神黑神等散

免腂丸二退三退散

半產　胎漏而徐徐下水今暴下而多故即墜胎也一因氣血虛弱不能榮養　一由人事多以損損傷正氣乃栗熟其穀自開兩無所損半產則比之採斫新栗碎其新膚穀損其皮膜然後得取其實以胎藏損傷胞系斷去而後胎墜大抵半產須加十倍調治半產多在三五七月若前次三個月而墜後必期後然半產須服養氣血固胎元之藥以補其虛然後有胎先與兩月後即服清熱安胎藥數貼以防三月之墜遇三五七陽月宜服芩芩朮湯防墜安安胎飲以清熱

正產　月數足忽然臍腹痛胎隘下水漿水淋下用力一努其

児遂生

坐産　臨産孕婦疲倦久坐倚蓐児抵生路不能下生當於高處懸吊手巾令産婦攀引輕輕屈足児即順生

卧産　産母卧定背平着席體不傴偃曲則児不失其道自然易生

横産　児先露手或臂者治法當令産母仰卧收生之人徐徐先推児下截令出直上衝通手以中指摩其肩推上而正之漸引攀其耳令頭正候児身正門路順却服催生葯安詳上草自然易生

逆産　逆産者先露足横生者先露手坐産者先露臂皆用力太早之過也若手足先露者用細針刺児手足心入二三分三

四次刺之以鹽塗其上輕輕送入兒得痛驚轉一縮即生順下又兒足先出謂之踏蓮花生急以鹽塗兒足心因急搔之併以鹽摩母腹則自然正生矣

偏產　謂頭偏拄一邊雖逼近產門初非正頂止露額角者治法令產母仰臥收生之人輕輕推兒近上以手正其額頭令兒頭頂端正向產門一逼即下　又有兒頭偏拄穀道者常衣綿以炙火令熱裹手急向穀道外旁徐徐推之漸漸進上令頭正然後坐草即產

礙產　兒頭露頂而不能生下者此因兒轉之時臍帶攀掛兒肩致不能生治法令產母仰臥收生之人輕輕推兒近上徐通手

以中指按兒兩肩理脫臍蒂候兒身正順用力一送即出

盤腸產　孕婦臨產時子腸先出兒即隨產治法須上貼如聖膏自然收縮生後即洗水去　如腸頭為風吹乾不能收入以磨刀水微溫潤之飲好磁石湯一杯亦收　又法令產母仰臥以言安慰用好醋井水調和忽噀產母之面或背則收每一噀一縮二噀二縮腸已盡收矣

熱產　當盛夏時宜居深幽日色遠處開窗照冰防發熱

凍產　嚴寒時宜煖處內外生爐火如春寒仍厚覆下體宜溫和　免致難產

傷產　過月而生有經一二至四月分而產者或倉皇用力太

早漿水先下敗血裹住用勝金丹或井水摩京墨服黑墨裹兒即出

催產　臨產日久產母困倦宜服催生藥以助氣血

下死胎　胎死則母必舌黑心腹脹悶口中臭極平胃散加撲硝五錢其胎即化血水而下从胎一死一生服此死者出生者安又方神造千金散又方死胎着脊不出氣欲死豬脂白蜜各一升醋酒冲服宜佛手散催生散

產門方

滑胎煎　治胎氣臨月常服易產

山藥　川芎　當歸　只殼　熟地　杜仲

脫花煎　治難產經日死胎不下

肉桂　川芎　歸身　車前　牛膝

保生無憂散　臨產服之補血順氣易產

當歸　川芎　白芍　乳香　只殼　南木香　血餘

保產無憂散　治難產

全當歸　川貝　羌活　甘草　白芍　川芎　厚朴　蘄艾

兔絲餅　荊芥　黄芪　只殼

滑胎只殻散　令胎瘦易産肥盛可服

甘草　只殻

滋勞易産方　治九十月服之有益

川芎　歸身　人參　茯苓　炙甘　陳皮　黄芩　益母草

腹皮　生地　白朮

保産經驗奇方　治將産一二日前服一二劑自然臨産快易子母安全屢試屢驗甚至五六日難産一服即産

歸身　川芎　黄芪　荆芥　兎絲　白芍　厚朴　炙甘草

蘄艾　只殻　川貝　羌活

資生湯　治新産諸病甚妙

川芎　全當歸　查肉　炮姜　丹皮　茯苓　炙甘　紅花

催生保産萬全方　治難産半由氣血不足及産後諸疾

人參　當歸　川芎　桃仁　炙甘　干姜　牛膝梢　紅花

肉桂

通津救命至靈丹　治難産胞水放乾命在垂危

貴元肉　生牛膝梢

催生如聖散

當歸　川芎　木香　白芍　甘草　乳香　髮灰

兎腦丸　治難産

麝香　明乳香　母丁香　活劈兎腦

紫石門冬丸　治金不産及斷緒方

乾地黃　當歸　芎藭　卷栢　烏頭　石斛　人參　細辛

天門冬　石英　紫威　桂心　牡蒙　辛荑　續斷　川朴

禹餘糧　干姜　牛膝　栢子仁　薯蕷　食茱萸　桑寄生

烏鰂骨　牡丹　甘草

瘦胎飲　治體肥胎氣不運在八個月服

黃芩　白朮　只殼

催生遇仙方

四十九粒草麻子一条蛇腿脱一錢硃雄黃

共研粥為丸椒湯先洗納臍拖

桂香散　治下死胎

射香五分三分桂心

為末酒調桂香散

産門不閉門

此由陰氣大虚不能收攝或由陰火下流而然宜十全

不閉

大補加味逍遥歸脾等湯

交骨不開門

交骨不開陰氣虛也用加味芎歸湯產前服軟骨散不開

及矮石女子交骨不開難產者用龟版散兎腦丸

又治交骨不開用開骨散

胞衣不下門

凡產後胞衣不下稍久敗則血流入胞中胞為血所脹上衝心胸喘急疼痛必致危篤宜急斷臍帶小物繫帶牢固然後切斷使惡血不能胞中則胞衣自當痿縮而下縱淹延數日亦不害人只要產母心懷安泰勉進漿粥終自下矣累試有驗

又法以本婦頭髮攪入喉中作惡亦出

胞衣不下不可令穩婆妄用手法探取或因此而死或損破尿胞終身之累可不謹歟

此乃氣血脾疲弱不能傳送而出其症但見無力而別無脹痛治痛當補氣助血　又一以惡血流入胞中衣為血所脹塞故不能出須

臾衝上逼心而死惟老成穩婆多有識者但以手指頂其胞底以使血散或以摸上口攀開一角使惡露傾瀉則腹自空矣貼如聖膏服奪命丹花蕊石散黑龍丹三退散千金方用伏龍肝末酒調溫服又治倒生

閉開下門方

歸脾湯　治産門不閉

白朮　茯苓　歸身　木香　生姜　人參　遠志　桂圓肉

紅棗　甘草　酸棗仁　黄芪

軟骨散　治交骨不開

烏梅　生姜　甘草

加味芎歸湯　治分娩交骨不開或五七日不下垂死

婦人頭髮一握燒存性　龜版　川芎　當歸

開骨散　治交骨不開

血餘灰　龜版灰　赤芎　川芎　歸身

奪命丹良方　治瘀血入胞脹滿難下

附子　乾漆　丹皮

琥珀黑龍丹　治死胎胞衣不下敗血逆沖

五靈脂　當歸　川芎　乾地黃　良姜　琥珀　百草霜

花蕊石　乳香

牛膝湯　治胞衣不下

瞿麥　牛膝　當歸　通草　滑石　葵子

黑神散局方　一名烏金散　治產後惡露不盡胞衣不下血氣攻心腹痛不止

黑豆　當歸　熟地　白芍　炮姜　肉桂　蒲黃　炙甘草

破血紅花散　治胎衣不下

歸尾　赤芍　只殼　肉桂　甘草　威靈仙　人參　紅花

琥珀丸　治胎前産後百以及死胎不下

硃砂　琥珀　沉香　阿膠　附子　川芎　肉桂　肉蓯蓉

五味子　石斛　牛膝　當歸　人參　熟地　續斷　廣木香

没藥

催生膏　治難産及漿水枯竭胞衣不下

麻油　滑石　白蜜

豆淋酒　以烏荳二合炒透然後燒紅鉄錘同豆入酒

將豆淋酒他下益母草二丸胞衣即下

桂香丸　桂香丸中用射香

肉桂加之法誠良

歸尾牛膝湯　血寒凝滯胞衣不下
歸尾牛膝湯冬葵滑石通木

奪命丹
奪命丹皮歸尾黑附傳製單碼子打為丸治同

產寶黑龍丹　一切血痛危急欲死胞衣不下
蓝石百草霜黑龍丹五靈良姜地芎歸

黑神散　敗血攻心胞衣不下
黑豆赤芍黑神散熟地蒲黃姜歸桂

凡服凡丹宜用醇酒或童便白蜜取其滑利

加味佛手散　治交骨不開
芎藭　當歸　人參

花蕊石散
硫黃　花蕊石

陰戶門

陰戶脫出　產後陰門脫出努力太過所致若脫肛狀殆逼腫痛清水續續小便淋露宜用當歸黃蓍飲治之　外用硫黃五錢烏鰂骨五錢五倍子二錢五分為末敷患處

升麻湯

腫痛　陰戶兩傍腫痛手足不能舒伸用四季葱入乳香同搗成餅安於陰戶兩傍良久即愈

生腸不收　產後生腸不收八物湯

陰戶突出　四物加五倍子以香油和湯洗

玉門不斂　玉門不斂硫黃湯薰洗香油煎熱焗人云吹鼻得嚏收

子宮門

子宮痛

子宮大痛不可忍五倍子白礬等分煎湯薰洗為末摻之

不收

子宮不收而外墜者宜補中益氣湯加醋炒芍藥斂而舉之或外以黄蓍煎湯薰洗硫黄煎薰或以草麻仁研爛塗頂心入即洗去

下墜

婦人産後陰户中下一物如合鉢狀有二岐此子宮也必氣血弱而下墜用當歸黄芪大料與之半日即收但乾破一片如掌大落在地上其婦恐腸破哭泣予思之此非腸破乃糟粕也肌肉破尚可補完若氣血充盛即可生滿補中益氣去柴胡

後以四物湯加人參百餘貼連服後三年復生子

肉線

臨產驚動用力太過以致肓膜有傷陰户中垂出肉線一条長三四尺牽引心腹痛不可忍以手微動則痛若欲絶先服失笑散數帖用生姜三斤不去皮洗淨打爛清油二斤拌勻炒熟以油乾為度却用熟絹五尺摺作數層令婦人輕輕盛起肉線使之屈曲作一團納在水道中却用絹袋兜裏油姜令稍温熨在肉線上薰之覺姜冷又用熨斗火熨之如姜氣已盡又換新者如此薰熨一日一夜其肉線已縮一半再用煎法越兩日肉線盡入腹中其病安全却再服失笑散芎歸湯調理不可切斷肉線即不可治矣

陰宮門方

狼牙湯　治陰中生瘡蝕爛

狼毒牙

硫黃湯　治玉門不斂陰户突出

兎絲子　吳茰　硫黃　蛇床子

當歸黃芪湯　治陰户脱下此乃氣血虧敗不能攝持之故

人參　白芍　黃芪　當歸　升麻

補中益氣湯　治子宫不收下墜

白术　人參　升麻　柴胡　黃芪　陳皮　甘草　當歸身

芎歸湯　治肉線

川芎　當歸

秦桂丸（即螽斯丸）　治子宮虚寒不能攝精成孕

附子（熟）　桂心　川朴　杜仲　細辛　秦艽　白薇　當歸身

半夏　牛膝　沙參　茯苓　人參

氣脫血暈門

產時胎胞既下氣血俱去忽然眼黑頭眩神昏口噤昏不知人古人多云惡露乘虛上攻故致血暈不知此症有二一曰血暈一曰氣脫也若以氣脫作血虛暈而用辛香逐血化痰等劑則立刻斃矣不可不慎也

一氣脫之證產時血既大行則血去氣亦去多致昏暈不省微虛者少頃即甦大虛者脫竭即死但察其面白眼閉口開手冷六脈細微之甚是即氣脫之症也速用人參一二兩急煎濃湯徐徐灌之但得下咽即可救活若少遲延則無救矣有云新產後不可用參參則補住惡露此等愚昧訛傳誤人不淺景岳云

一血暈之證本由氣虛所以一時昏暈然血壅瘀盛者亦有之如果形氣脉氣俱有餘胸腹脹痛上衝此血逆症也宜失笑散或燒醋炭血實者生化湯虛者加人參瘀甚姜竹瀝

凡催生宜用滑利藥迅速之藥如兔腦丸筆頭灰蛇脫弩牙之類若水血多下子道乾澀如猪油香油蜂蜜童便葵子牛乳滑石榆白皮之類若風血冷氣血凝滯牛膝葱白桂心生姜之類也若觸犯惡氣心煩躁悶而致難產者宜硃砂乳香竹茹之類難產日久漿水多下胞乾兒不得下香油清蜜各一碗火上微沸調滑石一兩攪服之外香油摩母腹上即驗油蜜童便最治難產凡自难產用真

紙書北斗紫英夫人在此貼身上下即揭去

千金治難產方

以鐵燒火煉紅淬酒乘熱飲一鍾

產後門

丹溪云產後當大補氣血為先雖有他疾以末治之　一切多是血虛皆不可發表此其意謂血隨胎而去必屬大虛故無論諸症皆當以大補為先其他皆屬可緩

難經脈訣歌

產後因得熱病臨脈細四肢暖者生脈大忽然肢逆冷須知其死不留停　產後之脈洪實不調者死沉微附骨不絕者生

新產脈沉小者生實大堅者強急者死緩滑者吉實大弦急者死

血暈門

血暈　產後血暈由氣血暴虛血隨氣上迷亂心神故眼前生花甚者口噤神昏氣冷宜用清魂散　其症有二一有下多而暈者但昏悶煩亂而已當補血　一以下血少而暈者乃惡露搶心心下滿急神昏口噤絕不知人當破血俱宜用醋炭薰之產婦房中常得醋氣為醋益血也

血崩　產後血崩不止是謂重傷大劑芎歸湯四物湯五炭十灰丸若小腹滿是肝臟已壞為難治　人蓄血色之紅紫形色之虛實血紫有塊敗血也留反作痛不可論崩如鮮血紅之血大來乃驚傷心不能主恐傷肝不能藏勞傷脾不能統血歸經

耳當以崩治若形脫有汗氣促急宜倍參生化湯以益氣斯陽生而陰血自旺矣

衄血

産後衄血鼻黑色起名曰冑胃絶肺敗氣血亂入於諸經不得還元此症不可治急用荆芥散犀角地黃湯人讓法急取緋線一条並産母頂心法髮兩条緊産婦手中指節即止

血門方

清魂散　治産後血迷血暈氣虚

人參　澤蘭　荊芥　川芎　甘草

華佗愈風散　治産後血暈不省人事四肢强直或心頭倒築吐瀉欲死

荊芥穗

加參生化湯　治血崩

當歸　川芎　炙甘　炮姜　桃仁　人參　熟地

三九門

三急　嘔吐盜汗三者並見必死

三審　一審少腹痛與不痛以徵惡露之有無　次審大便通與不通以徵盛衰津液之盛衰　再審乳汁之行與不行飲食多少以徵胃氣之充餒

三衝　衝心者敗血上衝有三或歌舞談笑或怒罵坐卧甚者踰垣上屋口噤打拳油腔野調號佛神名此敗血衝心方書多用龍骨蕊清魂散然用之多不應不若花蕊石散最穩　衝胃者飽悶嘔噦腹脹滿痛名曰衝胃五積散或平胃加姜桂衝肺者面赤嘔逆欲死名曰衝肺參蘇飲

衝心者十難救一　衝胃者半死半生　衝肺者十全一二

九禁歌　一卧二酒三沭浴四寒五汗六攻下七利小便八凉

葯九禁煩勞多動作

三九門方

龍齒清魂散　治心虛挾血振悸不寧產後敗血衝心笑哭如狂

遠志　龍齒　人參　歸身　茯神　麥冬　桂心　延胡索

甘草　細辛

平胃散　治衝胃

陳皮　川朴　甘草　蒼朮

參蘇飲　治衝肺

陳皮　只殼　前胡　半夏　甘草　人參　木香　乾葛根

紫蘇　吉更　茯苓

中風門

產後中風名曰蓐風，口噤手緊，手足瘛瘲，欲死，宜歸荊湯。如口噤反張，涎潮者，為痙，宜交加散。產後風病當補氣血，不可發表出汗，宜服人參竹瀝防風當歸散。人云：產後汗多，風入成痙，難治。

欝冒門

産後亡血昏冒不省移時方悟名曰欝冒亦名血厥蓋心暴心神無所養也瞑目無所知悉屬於亡血陰補血又何疑也血下裏虚發汗表裏俱虚故令欝冒吹鼻得嚏白微治血湯

痓厥門

痓厥此去血過多元氣虛或外邪搏陰陰火内動須大補氣血産後無血濡注故牙緊口噤手足攣搐症類痓癎不可治風消痰以生旺新血入參益氣如有痰有火少佐橘紅竹瀝薑汁芩連栀不可並用

厥

凡産用力過多勞倦傷脾孤藏不能流注於四旁故足逆冷而厥氣上行也經云陽氣衰於下則為寒厥是也急急挕氣歸原大補回陽宜用加參生化湯倍參連服二劑氣血旺而神復厥症自止矣若服藥而渴者生脉散以代茶助津以救臓燥也

又有四肢逆冷洩瀉症類傷寒陰症不可用四逆必用倍參生化湯佐以炮姜或加附子一片可以回陽止逆又能行參歸之功此經驗之確論也陰厥不可用四逆熱厥不可用白虎

中風鬱冒瘈厥門方

交加散

生地　生姜

加参生化湯

當歸　川芎　炙草　人参　炮姜　熟地　桃仁

言語門

妄見妄言　產後妄見妄言由氣血兩虛而神魂無依夫心藏神主血而言乃心之聲也心有血而神存則言不妄發人肝藏魂藏血而目乃肝之竅也目得血而能視則瞳瞭而視正若夫產後氣血暴竭則心神失守故言語無倫肝魂無依則瞳瞭妄見初產瘀阻化其血瘀大補氣血安神定志病家無求速救（逑效）醫家毋論邪祟

見鬼譫語　產後言語顛倒此由敗血干心也蘇合香丸童便調服或小調經湯八物去芎加血珀肩遠志硃砂　昏冒不省瞑目無所知閉血暴亡芩連不能用矣此心神無所養也甚則循衣摸床錯語失神宜生地芩連芎白芍二散

不語

產後不語由敗血攻於心心氣閉塞故舌强不語七珍湯

痰熱迷心不語者孤鳳散

產後失聲言不出茯苓補心湯

孕婦不語門

人有重身九月而瘖此胞之絡脈絕也絡脈者繫於腎少陰之脈貫腎繫舌本故不能言無治也當十月復心火下降肺金自清則能言也

言語門方

蘇合香凡　治譫語

射香　安息香　沉香　丁香　木香　犀角　水片　白朮

香附　薰陸香　蘇合香

茯苓補心湯　治產婦不語

熟地　茯神　甘草　苓茯　麥冬　當歸　陳皮

瘛癲喘門

瘛瘲　陰血去多陽火熾盛筋失營養虛極生風八珍勾鈎自汗參附湯

癲狂　產後多喜多怒時發癲狂言語無論甚有不顧身體者皆五志所發熱甚多喜火實制金不能平木則肝實多怒大率因痰結於心胞宜開痰鎮心神又有神不舍守狂言妄語久治可愈

喘　產後喉中氣急促者因所下過多榮血暴竭衛氣無主獨聚肺中故喘此為孤陰絕陽難治芎歸湯或參蘇飲惡血下而喘自定產後喘急命在須臾獨參湯血亡氣脫之時或促（短）不相接有似乎喘世有妄論痠

火反用散氣伐瘦之劑誤人多矣

瘧癲喘門方

參附湯　治自汗瘧疾

人參　附子

獨參湯　治喘急及氣虛不能統血驟然脫血血崩不止

人參

參蘇飲　治喘

陳皮　前胡　乾葛根　木香　人參　吉更　茯苓　只殼

紫蘇　半夏　炙甘草

痛門

腹痛　產後腹痛當辨虛實痛而且脹或上衝胸脇或拒按而手不可近者皆實症也宜行之散之若無脹滿或喜揉按或喜熱熨或得食稍緩皆屬虛痛不可妄用推逐

兒枕痛　胎側有成塊為兒枕子蓋子宮畜子既久忽爾相離血海陡虛所以作痛胞門受傷必致壅腫所以亦若有塊而真非真塊腫既未消所以拒按治此者但宜安養其臟不久即愈惟殿胞煎為妙大都瘀淨者下焦虛寒當歸生姜羊肉湯　小腹一邊痛者側臥敗血留滯所致　又產後血塊痛因產婦送兒人送胞衣勞倦無力或腹欠溫暖所致日久方散或甚至氣不運而

昏迷暈厥者治法只以頻服生化湯以助血行血外烘熱衣服以煖腹此良法不可妄謂惡露搶心輕用蘇木稜朮破血重虛產婦也

脇痛　右屬脾脾有痰積左屬肝肝有惡血

腰痛　虛勞傷腎所致十全大補湯　敗血流經寒熱腰痛腫熱痛不可拊局方調經湯

頭痛　凡產後頭痛身痛不可便作感冒治之此等總是血虛或敗血作梗宜柴胡四物芎歸玉露散生化湯

痛門方

殿胞煎　治兒枕痛

當歸　茯苓　肉桂　川芎　炙草

當歸生姜羊肉湯　治產後發熱自汗身痛名蓐勞腹痛者瘀血未去新血不生

生姜　當歸　羊肉

調經湯　治腰痛及虛勞日久微有寒熱

柴胡　當歸　半夏　人參　熟地　川芎　芍藥　炙甘草

摩腰膏　治虛人腰痛及帶下清水不臭

附子　川烏頭　南星　蜀椒　雄黄　樟腦　丁香　干姜

麝香

羊肉生地黄湯　治產後三日腹痛補中益藏强氣力消血

當歸　羊肉　人參　芍藥　川芎　生地黄　桂心　甘草

人巖蜜湯　治心痛

當歸　乾地黄　獨活　炙草　芍藥　桂心　遠志　細辛

干姜　吳茱萸　白蜜

蜀椒湯　治心痛大寒

芍藥　川椒　當歸　半夏　甘草　桂心　人參　生姜汁

茯苓　白蜜

嘔逆門

嘔吐　產後腹脹滿悶嘔吐不定此由敗血入脾胃經故不能飲食也惡露不行者二陳加姜桂傷食痛〔脹〕二陳加丁香炮姜藿香寒痛者理中加藿香

呃逆　胃寒氣血虛而風冷搏氣此惡候也理中加丁香甚則參附

嘔呃門方

竹皮大丸　治虛煩嘔逆

石羔　生竹茹　炙草　桂枝　白薇

抵聖散　治腹脇滿悶嘔吐

人參　半夏　赤芍　澤蘭葉　橘皮　甘草

金匱人參湯即理中　治脾胃虛寒飲食不入完穀不化胃痹心胃

痧氣霍亂吐瀉不渴

干姜　人參　白朮　甘草

舌門

舌出

產後舌出用硃砂點舌卒然聞響聲而舌即上

便門

大便難　新產血虛多汗出所致胃燥亡津液大便秘宜麻蘇粥滋腸五仁丸

洩利　洩宜理中爲主伏龍肝湯　利宜白頭翁加甘草阿膠湯

便洩門方

伏龍肝湯丸　治胎前下利産後不止及元氣大虛腹積小腹結痛不勝攻擊

炮黑查肉　熬枯黑糖

白頭翁加甘草阿膠湯　治挾熱膿血及産後利不止

黃連　白頭翁　黃檗　秦皮　甘草　阿膠

發熱門

有外感發熱者蓋臨盆之際或遇寒邪則乘虛而入若見頭痛身疼增寒發熱或腰背拘急脈見緊數是也此等不過隨感隨發自與感宿者不同故畧加解散可也勿謂新產之後不宜表散但當酌其虛實而用得其宜耳

有火症發熱者在裡而不在表此過用炭[火]熱藥或時令熱盛或人氣太盛窗牖太密凡屬太過皆能生火火盛於內多見內熱潮熱煩渴喜冷或頭痛多汗便實尿　及血熱妄行但無表症脈見緩消不緊便是火症宜清化飲保陰煎之類

有陰虛發熱者則倏忽往來時作時止或晝或夜進退不常或精

神困倦怔忡恍惚但察其外無表症而脈見弦數豁大或細微無力其来也漸非若他症之暴至者必素稟脾胃不足及產後氣血俱虛故多有之治當專補真陰人云乍寒乍熱總由氣血虛損陰陽不和而然若陽勝則熱陰勝則寒或血虛發熱當歸補血湯或交加散蓋產後去血過多發熱其症必煩渴短氣頭痛頭暈悶亂內熱是亦陰症之屬宜八珍當歸主之

一產後血虛熱入血室以致發熱煩躁晝輕夜重如見鬼狀或往来寒熱宜柴胡四物湯其症有五　一以去過血過多心脈虛大無力腹內無痛宜芎歸調血湯　一以惡寒不淨必大小腹有塊作痛者即蓄瘀發熱也宜黑神散　一以惡飲食者當清導　一以感風寒者宜發散

一蒸乳以蒸乳脹痛者即蒸乳發熱也去乳汁自愈

汗門

自汗　分娩時汗出經云滛體勞若汗出於脾驚而奪精汗出於心有所驚恐懼汗出於肝此乃勞傷脾驚傷心恐傷肝也多兼三者而汗出不須即加斂汗神寧而汗自止急服加參生化湯以止汗若分娩後倦甚而濈濈然汗出形色又脫乃亡陽脫汗也急以倍參生化湯汗乃心液斟於內為血發於外為汗循產後亡血人多汗驚勞恐懼心傷神虛不能鎮守其液也治當益胃脾而散水穀之精歸肺益衛而血歸原不使妄行為本之汗也若不服參芪重劑而多不止反出頭汗盜汗之分具當歸六黃湯不可治產後之盜汗也宜倍參生化湯及加味補中益

氣湯

多汗

產後身熱自汗不補氣逍遥加棗仁烏梅外感者黄耆建中氣血虛十全大補湯　人云多汗用烏梅不可用浮麥傷胃耗氣也棗仁膩滑作瀉芍藥五味能阻惡露

發熱自汗門方

清化飲　治因火發熱及血熱妄行陰虧諸火不清

芍藥　黄芩　生地　茯苓　丹皮　石斛　麥冬

當歸補血湯　治血虛至夜發熱煩渴引飲其脈洪大而虛重

按全無

黄蓍　當歸

虛勞門

虛煩　氣血虧虛虛火上泛千金以竹茹湯

蓐勞　蓐草薦也產婦坐草艱難以致過勞心力故曰蓐勞此即產後勞倦也其症或為寒熱如瘧或頭疼自汗或眩暈昏沉或百節疼痛或倦怠喘促飲食不甘形體虛羸之類皆其候也悉當以倍補元氣為主若初產後蓐勞困倦惟豬腰為妙或用黃雌雞湯茯苓散

怔忡驚悸門

心虛所致茯神湯加參遠

人云由產憂驚勞倦去血過多則心中躁動不安謂之怔忡若惕然而驚心中懼怯如人捕之謂之驚悸治此二者惟調和脾胃補養心脾初產宜生化營血血旺則平瘀淨後養營為主

浮浮腫門

產後浮腫此由敗血循經絡流入四肢也血行腫消即愈或敗血停蓄血化為水而浮腫宜大小調經散

人云產後浮腫必大補氣血為主宜四君子湯　風腫水腫者宜澤蘭散

虛勞驚腫門

黄雌鷄湯　治虛羸腹痛

當歸　白术　熟地　黄耆　桂心　小黄雌雞

母雞湯　治蓐勞虛汗不止

人參　黄耆　白术　母雞　麻黄根　茯苓　牡蠣

茯神湯　治心虛神氣不寧煩熱驚悸

人參　茯苓　菖蒲　茯神　赤小豆

烏骨鷄丸　治婦人鬱結不舒蒸熱咳嗽月事不調或久閉不行或倒經血溢於上或產後褥勞或崩淋不止及帶下赤白白淫諸證兼治男子斵喪太早勞嗽吐紅成虛損

烏骨白絲毛鷄　北五味　熟地黄

四君子湯　治浮腫

人參　白朮　茯苓　甘草

漏胎下血門方

乾姜地黄丸　治漏胎下血

乾姜　熟地黄

加味香附丸　治倒經自汗胎漏下血

熟地　當歸　川芎　芍葯　香附　烏賊骨　澤蘭

鹿茸散 千金　治婦人漏下不止

鹿茸　當歸　阿膠　蒲黄　烏賊骨

防風丸　治風入胞門崩漏下血色清淡者

防風 勿見火

子芩丸　治風熱入犯肝經崩漏下血色稠紫者

條黄芩 酒炒

惡阻門方

半夏茯苓湯（千金）

治妊娠惡阻心煩頭眩惡汗寒汗出少食

人參　細辛　半夏　乾地黄　生姜　吉梗

川芎　芍藥　茯苓　旋覆花　甘草　橘皮

茯苓丸（千金）

治妊娠脾虚弱不能健運

人參　只實　半夏　桂心　橘皮

白术　乾姜　葛根　甘草　茯苓

理中湯

人參　甘草　白术　黑姜

子鳴門方

黄連湯　治子鳴

半夏　大棗　人參　乾姜　黄連　甘草　桂枝

嚴氏秘傳錦囊不分卷（第一至二册）

〔清〕嚴惕安輯著

清抄本

嚴氏秘傳錦囊不分卷

本書爲中醫臨證綜合類醫書。分爲金、木、水、火、土五册。嚴惕安（一八二〇—一八八五），字熙辰，江蘇吴江同里鎮凌家廊下人，曾授國學生、布政司經歷銜，爲蘇杭地區著名中醫。在家宅正廳『壽南堂』開設診所，岐黄術精，擅治傷寒，往往一劑而愈，被稱爲『嚴一帖』。曾治愈鄰居凌少雲之子凌東海的傷寒病，後來名醫凌東海以同樣藥方治愈其他傷寒病人并受到贊譽時，言『此嚴惕安先生之妙方也』，一時傳爲美談。書中涉及病機辨證、藏象五行、經絡舌脉、藥名用法、脉案常用語句等臨證基礎内容，以及外感熱病、内婦兒科病等病證的辨證施治要領，采用條目式書寫格式，簡潔實用。

严氏秘传锦囊一

嚴氏秘傳錦囊

同里嚴愓安熙辰輯著

病機賦

辨症秘旨

論五行五臟六腑脈息經絡

奇經八脈

敘

畧例

舌

脈

病犯不治

字句而不通之甚　係是抄寫誤矣

病機賦

此賦明醫指掌上抄下

病機元蘊，脈理幽深，雖聖經之備載，匪師授而罔明。處百病而決死生，須探陰陽脈候脈有陰陽之理；訂七方而施藥石，當推苦樂志形七方者大小緩急奇偶複也方所以因病而訂人有形志俱樂者有形志俱苦者有形樂志苦者有形苦志樂者用藥訂方當知此理。邪之所客，標本莫逃乎六氣客者外邪之所客也病始受曰標病原根曰本此客邪標本不外乎風寒暑濕燥火六氣而成；病之所起，樞機不越乎四因經云有始因氣動而內有所成者如積聚癥瘕癭瘤結核癲癇之類有始因氣動而外有所成者如癰疽瘡疥痈痺之類不因氣動而病生於內者如飢飽勞損宿食霍亂之類不因氣動而病生於外者如瘴氣邪魅刺割撞仆之類，也者百病所起之因也一辨色二辨音迺醫家聖人妙用察五色辨五音於知病之所主在非聖人而何三折肱九折臂原病者感受與情齊高固曰三折肱知為良醫楚詞云九折臂而成醫兮能窮浮沉遲數滑濇大緩八脈之奧八者脈之奧也便知表裡虛實寒熱邪正八要之名表在病不在內也裏在病不在外也虛在五虛是也實在五實是也寒在臟腑積冷也熱者臟腑積熱也邪在擾藏府正病也正在經外邪所中也八脈為諸脈綱領精此八脈則診脈可以類推八要是衆病權衡度量診病由此八要也濇為血少精傷責責然往來濇滯如刀括竹之狀滑為痰多氣盛，替〻然應指，圓滑似珠流〻動之形。濇脈之狀如刀括竹，责〻然往來不通，此精傷痰血之候也。滑脈之狀如珠圓滑，替〻然往來流利，此氣盛痰多之候也。二脈者可以探其氣血虛實之情。

遲寒數熱，紀至數多少。平人脈以四肢至為本脈。不及曰遲，太過曰數。不及其遲一息三至也，太過其數一息六至也。經云：數則為熱，遲則為寒。二脈可以別其寒熱也。

浮表沉裏，在舉按重輕。輕手舉之于皮膚上得，重按乃無，如水浮泛者曰浮；重手按至筋骨而得者曰沉。經云：浮為在表，沉為在裏。二脈可以別其表裏也。

緩則正復，和若春風柳舞；大則病進，勢如秋水潮生。緩則胃氣復於春柳之和，故邪退而正復也；病進而危，故脈洪大如秋潮之洶湧。

六脈同等者，喜其勿藥。六脈大小浮沉遲數同等者，不治自愈。

六脈偏盛者，憂其

病機賦 二

操藥（六脉浮沉滑濇虚數偏盛者名曰殘賊脉）表宜汗解裡宜下平（邪在表者汗之邪在裡者下之）

救表則桂枝芪芍救裡則姜附參苓（桂枝黄芪白芍救表之虚肉桂乾姜附子人參茯苓救裡之虚也）

病有虚實之殊虚者補而

實者瀉邪有寒熱之異寒者溫而熱者清

外邪是風寒暑溼燥火之所客（以六淫之邪從外而入者故曰外邪也）

內邪外虚實賊微正之相乘（難經云從前來者為虚邪從後來者為實邪從所勝來者為微邪從所不勝來者為賊邪從經自病為正邪此五藏互相乘尅之邪故曰內邪）

正乃胃之真氣良

由國之鯁臣（人之有胃氣猶國之有鯁直之臣則邪僻不得以害正勝邪也）驅邪如逐寇盗

必然攻而吾戮（人事之有邪，不可不攻者）。養正如待小人，在修己而正心（人之保身驅，不可不正養）。地土厚薄，究有餘不足之禀賦（西北地厚則所稟亦厚，東南土薄則所稟亦薄）。運氣勝復，推太過不及之流行（五運六氣各主一歲之令，故陽年為太過，陰年為不及，其太過不及之流行勝復蓄災之災變存也，善治者必明歲氣毋伐天和）。脉病既得乎心法，用藥奚患乎弗靈。

原夫中風當分真偽（由外中者真中風，不由外中者偽中風也），真者現六經形症，有中臟腑血脉之分（風邪中人有深有淺，風中表者現六經形症，太陽形痛脊強，少陽胸滿寒熱，陽明身熱目痛而煩，少陰口渴時厥，太陰自利腹痛或便難，厥陰囊縮遺溺手足厥冷，中腑者淺，中臟者深，中經脈者半表裡血脈）。

病機賦

三

之分野以分於邪之淺深也

偏者遵三子發揮，有屬濕火氣虛之謂 河間舉五志過極動火而卒中，皆因熱甚，故主乎火；東垣以元氣不足則邪凑之，令人卒倒殭仆如風，故主乎氣虛；丹溪以東南氣溫多濕，有病風者非風也，由濕生痰，痰生熱，熱生風，故主乎濕。三子之發揮皆非外中之風，故曰偏也

中臟命危 中臟者多滯九竅，有唇緩失音、耳聾目瞀、鼻塞便難之症，其口開眼合、撒手遺尿、鼾睡者不治

中府肢廢 中府者多著四肢，中風受邪淺，故肢廢

在經絡則口眼喎斜，中血脈則半身不遂 邪中經絡血脈，本經表經裡絡無定居，或偏于左，或偏于右，無內外症，故曰口眼喎邪、半身不遂，而有汗下之戒

殭仆卒倒必用補湯 卒倒本氣虛也，人參黃芪補之

痰氣壅塞可用吐劑 痰氣壅塞胸膈，吐而散之

手足瘈瘲曰搐 瘈本筋惕跳也，瘲本筋縱也，手足惕跳而抽掣搐搦之象也

背項反

張曰痓背項強直角弓反張痓病也無汗曰剛痓汗多曰柔痓先因中風復感於濕所致也或為風痱偏枯或變風痹風懿風痱者于身無痛四肢不收者偏枯者半身不遂也風痹者麻木不仁也風懿者奄忽不知人也四者皆風之變也癱瘓痿易四肢緩而不仁左不遂曰癱右不遂曰瘓痿者痿弱不任身骨弱不能起丹溪云肺熱葉焦五藏因而受之發為痿躄易者變易也三者悉累之疾皆屬于土故四肢緩縱而不仁者似風而非風也風寒濕并三氣合而為痹經云風寒濕三氣雜之合而為痹風氣勝為行痹寒氣勝為痛痹濕氣勝為著痹雖善行數變之莫測皆木勝風淫之所致風者善行數變不可預測已上諸疾皆肝木風淫之變也雪霜凜冽總是寒邪三者皆為寒變故曰寒邪酷日炎蒸皆為暑類酷烈也炎火勢也蒸蒸熱氣蒸蒸在天為日在地為暑

病機賦　四

夫人以心應之皆為暑類傷寒則脈緊身寒中暑則脈虛熱熾暑當歛補而清之可溫散而起暑傷氣故多汗宜歛汗而補虛水濕暑蒸氣濕且逆之傷皆故無汗宜溫散之如麻黃湯是也諸痙強直僻重跗腫由山澤風雨濕蒸誘溼枯涸乾勁皴揭皆天地肅清燥氣皆屬于燥燥乃陽氣已降降作氣液外也濕則害其皮肉燥則涸其腸胃胃與大腸皆屬陽明故因其類而感之西北風高土燥常苦渴閉癰瘍東南地卑多濕多染疽腫濕痢其邪有傷有中蓋傷之淺而中之深凡風暑濕之邪當謹

之宗故緩而淺邪入於中故急而深

夫人有壯有怯故壯者行而怯者劉壯者元氣充雖中氣邪行而散怯者氣虛理疏則病也

天人七火君相五志君相二火天成也五志之火人為也故曰天成人火為工者能知直折順性之理而術可通神君火陽火也可以水所宜涼直折治之相火陰火也不可直治當順其性而伏之識治火之妙法其術神矣

善醫者能行反治求原之道而病無不了治善治者以熱治熱以寒治寒如寒因熱用熱因寒用則其邪易從經云病服冷反熱服熱而反寒當求其屬以治之熱之不已責其無所寒熱不除責其無火壯所濟火之法故曰求屬所由壯水之源以鎮陽光壯火之主以消陰翳是也知此之則無不可治之病也

虛火實火補瀉各乎宜虛火可補實火可瀉

溫熱壽熱攻發必異乎劑溫熱者攻之火壽者發

病機賦

五

既通六氣之機（六氣之病機也），可垂千古之譽（識此風寒暑溼燥火之各異其刹也）。嘗聞血屬陰，不足則生熱，斯河間之確論；氣屬陽，有餘便是火，佩丹溪之格言（陰虛則火盛，陽旺則生火）。氣盛者為喘急，為脹滿，為痞塞，兼降火必自已（喘急者氣上升也，脹滿者氣不舒也，痞塞者氣不通也。雖乃氣之有餘，是有火之使然，不治氣而除火者，治其本也。蓋氣是標，火是本）。血虛者為吐衄，為煩蒸，為勞瘵，匪清熱而難痊（吐衄者火載血上行也，煩蒸者火氣薰蒸也，勞瘵者陰虛火動也。雖皆血虛之候，火不息則薰蒸真陰而血益虧也）。理中湯治脾胃虛冷，潤下丸化胸膈痰

賦

延（瘥須盛去由火克於上故腎益虛而火益盛此藥使火下降則水歸源而下潤）暴嘔吐逆爲寒所致（胃弱暴寒則吐是）久嗽咯血皆是火之愆（久嗽咯血者火克而剋肺金故也）平胃散療濕勝濡泄不止（濡泄多爲濕是也故用平胃散以祛其濕）益營湯治怔忡恍惚無眠（營血不足致心神不寧故無眠用益營湯主之）枳殼散達生散令孕婦束胎而易產（膏粱之人奉養太過則脂肥安逸太過則氣不運爲多難產之患二藥特以制其然而束其胎故令人易產）麻仁丸潤腸丸治老人少血而難便（二藥所以養血潤燥則便自通）定驚悸須索牛黃琥珀（鎮墜之劑故能定驚）化虫積必仗鶴虱雷丸通閉以葵菜菠

病機賦　六

蕿取其滑能利竅（取其滑利故也）滑癭以昆布海藻因其醎能軟堅斯先賢之秘妙翔後進之無傳　所謂夏傷於暑秋必瘧近而暴者即時可療遠而痎者三日一發（受病深三日一發名曰痎瘧痎老瘧也久而不已成瘧母）若瘴瘧但用清肌（瘴瘧者但熱不寒清肌散表其邑）去陰分勿用截瘧藥（老瘧者多發于下午陰分臟病也不可截之宜用血藥引入陽分方可截之斯無害于元氣而已）人參養胃治寒多熱少而宜柴胡清脾理熱多寒少而渴（邪甚先寒故寒多熱少名曰寒瘧人參養胃湯熱多寒少而渴者暑瘧也大小柴胡湯及清脾飲）自

牡瘧　温瘧
瘴瘧純熱無寒也
牝瘧純寒無熱也
瘖瘧間日一發
痎瘧三日一發
日輕日重名曰子母瘧
久瘧起塊名曰瘧母

汗陽虧盜汗陰虛陽虛則腠理不密故自汗陰虛則相火動故盜汗出于夜寤寐斂有如于盜故曰盜汗嗽而無聲有痰兮，脾受濕浸咳而有聲無痰兮肺由火爍無聲有痰曰嗽有聲無痰曰咳脾受溼而不運故多痰肺受熱而不清故無痰火聲無痰也霍亂有寒暑何局方泥乎辛溫寒暑皆令霍亂寒者溫之暑者清之局方獨以寒立論不及之暑悞人多矣積聚宜審有實豈無俗偏于峻削五積者五臟之所生六聚者六腑之所成世俗不辨虛實一槩巴硇破耗之藥攻削盖不知潔古有養積自除論當知木鬱可令吐達木鬱達之是吐之令其條達也金鬱泄而土鬱奪水鬱折而火鬱發泄發即汗利之稱折奪是攻

病機賦 七

抑之別（金鬱泄之謂利竅通而導令其滲利也火鬱發之謂汗之令其疏泄也水鬱折之謂抑之制其沖逆土鬱奪之謂攻下使其壅滯也）倒倉廩去陳莝中州蕩滌良方（二法皆所以蕩滌腸胃之宿垢積滯推陳而致新也）開鬼门潔淨府上下分消妙法（開鬼門者謂開腠理使汗泄以理上部之經潔淨府者謂清小道以理下部之經）如斯瞑眩反掌生殺輒有一失悔噬臍之莫追因而再逆恥方成之弗約（粗工絕氣危生不能約方故也）大抵暴病匪熱久病匪寒（暴病者多寒久病者多熱）臀背生疽良由積熱所致心腹卒痛却乃暴寒所干五泄五疸因濕熱摧利而

為尚五泄者胃大腸小腸腎大瘕泄也五疸者谷疸酒疸女勞黃汗是也皆濕熱而成惟利小水以泄其濕也三消三衂三消者消渴消中腎消是也三衂者鼻衂舌衂也消本燥熱衂本血熱若涉陰血則燥熱自除耳為燥火若涉陰自安

嘔吐欬逆咎歸于胃有声無物曰嘔声物俱出曰吐欬逆呃忒也三者皆陽明胃經之病也陰癩疝瘕統屬於肝癩者氣入腸卵之癩也疝者寒水筋血氣狐癩七疝也瘕者青黃燥血脂狐蛇鱉八瘕也難經云男子為七疝女子為瘕聚皆足厥陰肝之部主蓋厥陰肝經之脈循陰氣故統屬于肝

液歸心而汗斂之者黃芪六一汗為心液熱內熾而發疹清之者人參化斑陽明少陽火熱熾甚者必發斑疹人參化斑湯身不安兮為躁心不寧兮為煩煩躁者內外煩熱之者俱極而反發煩躁者宜審之忽然寒

病機賦

八

殭起栗昏冒者名曰尸厥〔卒然殭仆不知人肌膚起栗者名曰尸厥此由入廟登塚問病弔喪所得〕卒爾跌仆流涎時醒者號曰癲癇〔卒然跌仆昏不知人痰涎之聲流于口角須臾甦醒者名曰癲癇不醒角弓反張者曰痓〕腹滿吞酸此是胃中留飲嘈雜噯氣蓋緣膈上停痰〔丹溪云胃中有火膈上有痰故成噯氣〕啟挽回春之力當修起死之丹·竊惟陰陽二症療亦不同〔陰症則手冷陽症則手熱二者主治若霄壤之不侔〕內外兩傷治須審別內傷外傷辨口鼻呼吸之情〔內傷飲食勞役所致外傷風寒暑濕所致故內傷口為之不利鼻息調匀外傷則口中和鼻息不利蓋鼻受無形口受有形故也〕陰症陽症

察尺寸往來之脈陰病則寸弱而尺浮往來無力陽病則尺微而寸大來往有力蓋寸陽尺陰故脈應之也

既明內外陰陽便知虛實冷熱內傷外有不足外傷內有餘陽病內熱作症內虛既究內外之傷作陽之症則補虛瀉實溫寒除熱之法無差忒也

曰濁曰黃曰赤曰白男子赤白二濁女子赤白二帶

或屬痰而或屬火白干氣而赤干血

本無寒熱之分但有虛實之說濁出精竅液與火干於氣分則白干於血分則赤無屬多以白為虛非也但有虛實之血虛之不同更有挾痰挾火之狀

痢亦同於痰積濕熱

勿行淡滲兜澀湯丸可用汗下寒溫補泄痢因痰積濕熱而腸中氣滯之積下故曰滯下有赤有白有赤白雜下如荳汁魚腦屋漏水等色不一皆有形之物不可以淡滲獨利小便亦不可用兜澀之劑

病機賦

九

巴硇姜葯下之，当用仲景法。表挟風宜在汗之，身半以上在頭之，在裡在承氣湯下之，内宜本姜附温之，若虚者参朮補之，在上者涌之，小便不通者宜導之，此為活法。

導赤散通小便癃閉（癃者淋也，閉者急痛不通也。導赤散者宜利之聖藥），温白丸解大腸痛結（寒与食積痞結不開，腹滿痛而便結者，温白丸主之，量虛實用）。地骨皮散退勞熱偏宜（勞熱者骨蒸煩熱也，地骨皮散主之），青礞石丸化結痰甚捷（結痰非礞石不能開，丹溪云此藥重，其風化硝蓋取其鹹以軟堅鎮墜也）。大熱者必捫其肌（熱其與尋常熱其不同，其熱在于筋骨及四肢肌肉不覺，其甚或一時火其如燎，以手捫之熱乎，是因胃虛食過冷物，抑遏陽氣于内故也），胎死者可驗其舌（若伏而不動舌黑者胎死也，舌紅者不死，以此驗之無疑）。元胡苦楝醫寒疝控引於二丸（寒疝控引睾丸痛者，元胡苦楝湯），當歸龍薈瀉濕也。

痛攻於兩脇（陰也攻注兩脇之痛、及肝木旺盛者此藥瀉之）暗曉陰陽虛実之情便是醫家元妙之訣　當以諸痛為実，諸痒為虛（痛者邪盛之故実，痒者血氣不充故虛）虛者精氣不足，実者邪氣有餘（经云邪氣盛則実，精氣奪則虛）泄瀉有腸垢鶩溏若滑脱則兜澀為當（腸垢者所下粘垢稠穢積熱也，鶩溏者所下澄澈清冷如鴨糞挾寒也，滑脱者所下不禁大孔如竹筒虛甚也，故熱者清之，寒者溫之，須用訶子散急兜之）腹痛有食積鬱熱倘陰寒則姜附可施（鬱熱痛者時痛時止也，食積者食已積痛，大便通後痛減是也，熱者清之，食者消之，若陰寒腹痛者綿綿而無增減）厥心痛者客寒犯胃，手足和者溫（手足逆冷者急以姜附溫之）

病機賦　十

散即已（胃脘當心而痛非心痛，故曰厥。若客寒犯胃，手足和溫，寒不太甚也，須用蒼荳蔻丸發散即已。若真心痛者，其痛甚，手足寒至節則死矣）

真頭痛者入連於腦，爪甲黑者危篤難醫（真頭痛者旦發夕死，夕發旦死）

結陽則肢腫有準，結陰則便血無疑（諸陽不行陰府，留結成也，則四肢腫滿。陰氣內結，不得通行，先血無宗，滲入腸胃，則足膝下血）

足膝屈蹷曰脚氣腫痛者，經多其盛（脚氣由經並而成，故足脛虛弱，經虛則腫，甚盛則痛）

腸痛了了已曰腎虛，胜內氣滞血瘀（腎虛胜痛者，綿綿痛之無已，猶側不澈者。蛾丸胜內而痛，必氣滞血瘀。氣滞者行氣，血瘀者行血即已）

巔頂若痛藥尊藁本（東垣云：巔頂若痛，寒客于巨陽經，須用藁本）

鼻淵了了心方遂辛夷（鼻淵者，鼻流臭濁涕，如彼淵泉。內經云：腦移熱於腦，令人辛頞鼻淵，傳爲衄衊瞑目。辛夷丸主之）

手麻有經瘦兼血，手木緣風經氣虛。丹溪云十指麻是血虛經瘦阻滯陰血道氣不流通故也手木由風經與氣血並虛不充于手故也淋瀝如欲通了，通氣虛者清心蓮子。淋瀝者小便滴瀝澀痛欲通而不通故也有砂者血内苦五臟種大抵皆屬于熱若氣虛而淋者清心蓮子飲主之便血先糞後糞陰結者平胃地榆。便血在經從乘於小腸也先糞後糞者其血來也近後糞在其血來也遠内經云結陰者便血一升再結二升三結三升羅謙甫製平胃地榆湯主之。蓋關膈便不利為之關，飲食不下謂之格，逦陰陽有偏乘，故脈息因而覆溢。經云陽氣太甚陰氣不得相營也故曰關關則不得大小便陰氣太甚陽氣不得和營也故曰格格則不得下食難經云關之前者陽之動也脈當現九分而浮過曰太過減曰不及遂上魚為溢此陰乘之脈也關以後者陰之動也脈當現一寸而

病機賦

十一

（沉過曰太過藏日不及遂入尺內覆此陰乘之脈也故曰覆溢是其真藏之脈人不病而死也）

咳血与嘔血不同咳血嗽起嘔血逆來（咳血者嗽動而血出于肺也嘔血者嘔全血也逆出于胃也）吞酸与吐酸各別吞酸刺心吐酸湧出（吞酸由濕熱積於肺胃咯不上咽不下酸味刺心也吐酸是平時津液隨上升之氣一積濕熱遂成酸味吐出酸水如醋是也）水停心下曰飲水積脇下曰癖行水以澤瀉茯苓攻癖以芫花大戟（胃气强飲冷水無熱不能消化停積心下名曰停飲甚者積流積于脇結成痞積久而硬痛曰癖飲輕者茯苓澤瀉滲行之甚者芫花大戟之剋祛逐之）控涎丹雖云峻剋可逐伏痰（伏痰留飲結癖他門不除）保和丸性味溫平能消食積溺血則血去

無痛有痛者自是赤淋（溺血者小便血也主血不痛是也用四物湯对五苓散赤淋即血淋也又滴瀝澁痛小薊湯主之）短氣乃氣難布息者却為喘急（短息者氣不續也故曰難布息喘急者息粗氣進出多入少也）胃脘當心而痛要分客熱客寒（胃脘痛喉如要寒滯之而痛手足厥逆熱者心煩燥渴時作時止矣）遍身歷節而疼須辨屬風屬濕（遍身肢節痛名曰歷節風上屬風下屬濕）通聖散專療諸風越鞠丸能開六鬱（六鬱氣血食濕痰熱也越鞠丸通治之）虛弱者目眩頭暈亦本痰火而成（目眩頭暈虛弱也亦由痰火而致丹溪云痰在上火在下多必眩暈）濕熱者精滑夢遺或為思想而得（夢中交感泄精曰夢遺不因夢交自泄曰精滑皆濕熱相火也）

病機賦　十二

珍珠粉丸主之若思想得者其病在心尚甯其心

緣雜病緒繁無授機要難明処傷寒經絡有憑形症可識臨病者若能三思用藥終無一失略舉衆病之端俾為後學之式

原無絃 大邪正 口字陽 要手加

辨症秘旨

竊謂醫雖小道，廼寄死生，再要变通，不宜固執。明药脉病治之理（药性脉原 病機治法）訣，悉望向闻切之情（望色问故 聞声切脉）。藥推寒热温凉平和之氣，辛甘陽淡苦酸鹹之味，外降浮沉之性，宣通補瀉之能。脉究浮沉遲数滑濇弦大之形，寒热表裡虛实邪正之應，阿阿嫩柳之和，弦洪毛石之順。藥用君臣佐使（主病之为君，最多輔君之谓臣，次之應臣之谓佐使，又次之）。

脉分老幼瘦肥（老人脉濡小兒脉數 瘦者脉大肥者脉细）藥乃天地之精藥宜切病脉為氣血之表脉貴有神病有外感內傷風寒暑溼燥火之機治用宣通瀉補滑澀溼燥重輕之劑外感異乎內傷（外感乃有餘之症 內傷乃不足之症）寒証不同熱証（傷寒直中之邪為寒 傷寒傳經之邪為熱）外感宜瀉而內傷宜補寒証可溫而熱証可清補瀉得宜須臾病愈清溫失度頃刻人亡外感風寒宜分經而解散（外感風寒傳變不一 宜分經絡解散方可）內傷飲

食可調胃以消鎔胃主氣司納受陽常有餘脾主血司運化陰常不足胃乃六府之本（能納受水穀方可化氣液）脾為五藏之源（能運化氣液方可充營衛）胃氣弱則百病生脾陰足而萬邪息調理脾胃為醫中之王道節戒飲食迺却病之良方病多寒冷鬱氣氣鬱發熱（寒由風寒外感晝夜發熱 冷由生冷內傷午後發熱）或出七情動火火動生痰有因行藏動靜以傷暑邪或是出入雨中而中濕氣亦有餘（飲）食失

辨症秘旨

十四

调而生湿也。倘或房劳過度，以過相火（已上六條言病机）。制伏相火，要滋養其真陰（已上六條言治法）。袪除湿也，須燥補其脾胃。外湿宜表散，内湿宜洩滲。陽暑宜清也，陰暑宜散寒。尋火尋痰，分多分少而治。究表究裏，或汗或下而施（風寒則汗之，謂温散；生冷則下之，謂温和）。痰因火動，治火為先；火因氣生，理氣為本。治火輕者可降，重者從其性而升。消理氣，微則宜调，甚則究其原而發散实火可瀉或瀉表而或瀉裏（指外感也）虛火宜補或補陰而或補陽（指內傷也）暴病之謂火怪病之謂痰寒熱溼燥風五痰有餘異溫清燥潤散五治不同（寒痰溫之 熱痰清之 溼痰燥之 燥痰潤之 風痰散之）有因火而生痰有因痰而生火或鬱久而成病或病久而成鬱金水木火土五鬱當分泄折達發奪五法宜審（金鬱泄之 水鬱折之 木鬱達之 火鬱發之 土鬱奪之）鬱發則生火生痰而成病病則耗氣耗血以致虛病有微甚治有

辨症秘旨　十五

逆從微則逆治（以寒藥治熱以熱藥治寒）甚則從攻（以寒藥治熱佐以熱藥）（治寒佐以寒藥）病有標本本急則治標緩則治本法分攻補虛而用補實而用攻少壯新邪專攻是則老衰久病宜補為規久病宜補虛而宜解散除癥或蕩滌而或消鎔積在胃腸可下而愈塊居經絡宜消而痊女人氣滯於血。宜開血而行氣。男子陽多乎陰。可補陰以配陽。茯苓山藥男子之佳珍（補陰故也）香附縮砂女人之至寶（有氣故也）氣病血病二者宜分陽虛陰虛兩般切參陽虛氣病晝重而夜輕陰虛血病晝輕而夜重陽虛生寒寒生溼溼生也（陽由虛是真火）陰虛生火火生燥燥生風（陰由血消真水虧）陽盛陰虛則生火火逼血而錯經妄行陰盛陽虛則生寒寒滯氣而週身浮腫陽虛畏外寒（陽虛不能衛外故畏外寒）陰虛生內熱（陰虛不能配血故生內熱）補陽補氣用甘溫之品滋陰滋血宜苦寒

辨症秘旨

十六

之流調氣貴用辛涼氣屬陽無形者也氣鬱則發熱故宜用辛涼之藥以散之和血必須辛熱血屬陰有形者也血積則心痛宜用辛熱之藥以開之故陽氣為陰血之引導陰血為陽氣之依歸陽虛補陽而陰虛滋陰氣病調氣而血病和血陰陽兩虛惟補其陽陽生而陰長氣血俱病只調其氣氣行而血隨藏冰發冰以節陽氣之燔滋水養水以制心火之亢火降水升人無病陰平陽秘我體長春小兒純陽而

若陰老者多氣而少血肥人氣虛有痰宜豁痰而補氣瘦者血虛有火宜瀉火以滋陰膏粱無厭發癰疽熱燥所使淡薄不堪生腫時寒濕而然北地聳高宜清熱而潤燥南方洿下為可散濕以溫寒病機既明用藥無忒

辨症秘旨

十七

論五行五臟六腑脉息經絡

金生水〻〻生木〻〻生火〻〻生土〻〻生金〻〻尅木〻〻尅土〻〻尅水〻〻尅火〻〻尅金
辰戌丑未屬土子亥屬水寅卯屬木巳午屬火申酉屬金　東方甲乙木西方庚辛金南方丙丁火北方壬癸水中央戊己土土旺於四季之末各十八日所矣亥子屬水央丑土寅卯屬木央辰土巳午屬火央

未土申酉屬金戌土亦屬土旺於四季
之末各十八日共七十二日春夏秋冬之
末無時不離土旺也若天干地支無刻不
離土旺也春屬木屬肝ゝ木生風而惡寒
夏屬火屬心ゝ君生熱而惡熱秋屬金屬
肺ゝ金易燥而惡燥冬屬水屬腎ゝ水屬
寒ゝ而惡寒又且惡燥春夏秋冬之末十八
日土旺用事屬脾ゝ土生濕而惡濕ゝ困

中宮。最易傷脾。鹹入腎。苦入心。酸入肝。辛入肺。甘入脾。尚書洪範九疇篇云、一曰水。二曰火。三曰木。四曰金。五曰土。水曰潤下。潤下作鹹。火曰炎上。炎上作苦。木曰曲直。曲直作酸。金曰從革。從革作辛。土曰稼穡。稼穡作甘。切記足厥陰肝足少陽胆。肝與胆相為表裡。肝胆為乙甲木。胆肝為乙甲木。甲為陽木。乙為陰。木以五臟為陰

論五行五臟六腑脉息經絡　十九

六腑為陽足太陰脾足陽明胃脾與胃相為表裡胃為戊土脾為己土足少陰腎足太陽膀胱腎與膀胱相為表裡膀胱為壬水、腎為癸水謂之足六經足之三陽從頭走足、足之三陰從足走腹手太陰肺手陽明大腸肺與大腸相為表裡大腸屬庚金肺屬辛金庚為陽金辛為陰金大腸色白屬金肺色亦白手少陰心手太陽小腸心与小腸相為表裡。小腸色赤屬丙火。心赤屬丁火。丙陽火，丁陰火。此厥陰心包絡子少阳三焦。包絡与三焦相为表裡。心包絡为血中之热，三焦为氣分之热，切記。蓋心包絡即是胆〔膻〕中，而膻〔膻〕中即是心包絡。蓋三焦即是膜原，三焦氣分之間，继後邪入心包，即是热之胆〔膻〕中也。是三焦与包絡相为表裡，最易由表入裡，而內陷心包也。此謂

論五行五臟六腑脉息經絡完

手六經蓋手之三陰從臟走手，手之三陽從手走頭；足之三陽從頭走足，足之三陰從足走腹。

色白入肺，色赤入心，色青入肝，色黑入腎，色黃入脾。

香入脾，臊入肝，焦入心，腥入肺，腐入腎。

心惡熱，肺惡寒，肝惡風，脾惡濕，腎惡燥。

心藏神，肝藏魂。

肺藏魄。脾藏意。腎藏精。心為汗、
肺為涕。肝為淚。脾為涎。腎為唾、
喜傷心、怒傷肝、思傷脾、悲傷肺
恐傷腎 驚傷胆
悲哀傷肝、憂思傷脾、腎者閉蟄封藏
之本、肺喜清肅、脾喜溫燥 肝喜條
達 腎喜閉藏 心喜安神

子母論

三

心者肝之子也脾之母也肝者腎之子也心之母也脾者心之子也肺之母也肺者脾之子也腎之母也腎者肺之子也肝之母也

水子時氣血注於胆

土丑時氣血注於肝

木寅時氣血注於肺

木卯時氣血注於大腸

土辰時氣血注於胃

火巳時氣血注於脾

火午時氣血注於心

未時氣血注於小腸

申時氣血注於膀胱。酉時氣血注於腎。

戌時氣血注於心胞。亥時氣血注於三焦。

但肺宜清肅，脾宜溫燥。若肝肺全病，清肺則礙于脾，溫肝則礙于肺，宜併用培土生金法。異功散，或北沙參、西党參、西洋參、孩兒參並用（或洋參西黨孩兒參），於朮、茯神、炙甘草、橘紅，再加淮山藥、生米仁、炒扁豆、炒穀芽、蒸葛根、孔霍斛，以石斛、金釵石斛，又泉州范志神曲，又

論五行五臟六腑脈息經絡 二十二

东白芍

凡足之三陰從足走腹蓋足三陰經不上頭

而獨足厥陰肝厥陰与督脉從腦後直上

巔頂所以有厥陰頭痛

凡手之三陰從臟走手〻太陰肺從中焦

本臟起下絡大腸肺与大腸相为表裡

相会上循胃口下膈循臂走大指内側

少商穴也接次指交手陽明經此肺經

多氣而少血

手少陰心經起直絡小腸表裡相傳上肺下腋循臑下肋循臂走中指中沖穴心此心經少血而多氣

手厥陰心包絡下絡三焦表裡相傳出脇下腋循臑下肘循臂走中指中沖穴心此心包絡少氣而多血

凡手之三陽從手走頭手太陽經少腸脈

小指之端起少澤循手上腕上臂出肘
直絡心中表裡相会抵胃属小腸本經
其支從缺盆上頸頰至目鋭眥入耳中
此經少氣而多血

手陽明經大腸脈次指内側起商陽循臂
入肘走肩入缺盆絡肺表裡相会下膈
属大腸本經支從缺盆入頸貫兩頰下
挾目人中挾鼻孔書迎香穴交此手陽

凡经血盛氣不盛

手少陽经三焦脉起于小指次指间循腕出臂貫肘上肩交足少陽入缺盆佈膻中而是心包絡表裡相会属三焦本经從胆中走缺盆上頸(項)至頰至目銳眥入耳中此经少血还多氣

凡足之三陽從頭走足足太陽經膀胱脉目内眥上額交巔直者從巔絡腦间下

項循肩挾脊抵腰絡腎表裡相会一支
貫臀入膕貫腨出踝走足小指外側至
陰穴受此经少氣而多血
足陽明胃從鼻頞起山根下循鼻外入
上齒環唇挾舌夾承漿循喉嚨入缺盆
下膈屬胃本经絡脾宮表裡相会直者
下乳挾臍中支起胃口循腹裡遂由髀
關下膝臏循脛足跗中指通支從中指

入大指屬兑之穴经書矣陽明尚多氣
多血之腑
足少陽脉胆之經起於面目鋭眥邊上
抵頭角下耳後循頸行手陽前至肩卻
出少陽後入缺盆走耳中下頰車穴下
膈絡肝表裡相会乃肝与胆以膜相聯
達肩胆是本经循脇氣街繞毛際入髀
出膝由踝循跗入小次指支本别跗入
論五行五臟六腑脉息经絡 二十五

大指循指岐骨出其端此经多氣而少

血

凡足之三阴从足走腹足太阴脾起足大

指循指内側白肉際过核骨後内踝前

核骨即孤拐（即脚固骨）骨循頭上腨側股入腹屬

脾本经絡胃表裡相会挟咽連舌本

从胃经心宫此经血少氣旺

足腎经脉屬少阴斜从小指趋足心涌

泉穴出於然脚根骨循内踝入根上腨膕内尋上股後廉直貫脊入腎下絡膀胱深表裡相会直者從腎貫肝膈入肺挟舌本循喉嚨支者從肺絡心上注於胸交心厥陰此經多氣而少血是動病飢不欲食足少陰腎經循喉嚨挟舌本所以至喉痹哽痛至虛火咽喉哽痛音啞喉痹

足
厥陰肝脉所終起大指之端毛際叢循足
跗上入内踝去太陰後入膕中循股入
毛繞陰器上抵小腹俠胃通屬肝本經
絡膽表裡相會上貫膈佈於脇肋循喉
嚨上入頏顙連目系出額裡交環唇支
者從肝別貫膈上注於肺乃交宮是經
血多而氣少腰痛俛仰難為工婦少腹
腫男㿗疝嗌乾脫色面塵胸滿嘔逆

及飧泄狐疝遺尿閉癃厥陰舌捲囊縮
面青目上視指振手指抽搐身辟瘲動
瘈瘲痙厥（厥）〻者盡也足厥陰為足六經
盡陰之臟也

足
太陽膀胱經起目內眥上額交巔絡腦
腦後頸肩挾脊抵腰腎膀胱貫臀腨京
骨小指行手之後故以頭項痛背脊強
足陽明胃經起鼻額環唇循喉屬胃絡

論五行五臟六腑脈息經絡　二十七

脾循腹挟臍由脾下循脛足跗中指通
入大指行手之前防以胸向頰濁壯也
嘔吐

足
少陽膽肝經起兩目銳眥過抵頭角下耳
後入耳中下頰車循頸至肩胸脇脾胆
脾決指行手之側防以兩脇心痛兩耳
心髒始於肺絡於肝共三個從足藏走
手至從足走腹十二經絡灸摇肺与

大腸相為表裡脾与胃相為表裡手太陰肺起中焦下絡大腸大指內側爪中根少商穴至接次指交手陽明大腸了陽明經次指內側起商陽出支走從缺盆上頸頰挾目人中上挾鼻孔居迎香出交足陽明胃鼻孔迎香起

足陽明胃鼻頞起下膈屬胃絡脾宮遂由髀關下膝臏循脛足跗中指通面足為

論五行五臟六腑脈息經絡

六八

附其支者從中指入大指厲兑之穴經
盡矣
足太陰脾起足大指從足走腹屬脾絡胃
上膈通咽連舌本支者從胃注心宫矣
手少陰心起心經陽明大腸多氣多血
之腑
陽明胃多氣多血之腑手足陽明皆是
多氣多血之府故以客邪之廣也經〻

壯也左陽明連日不解又兩疾左手陽明大腸連日不止

凡手之三陰從藏走手手之三陽從藏手走頭足之三陽從頭走足足之三陰從足走腹心与小腸相為表裏膀胱与腎相為表裏

手少陰心起心经本藏下膈直絡小腸承相為表裏支者挾咽系目系直者從心

論五行五藏六府脉息经络 二十九

繫上肺騰下附循臂小指停

手太陽小腸經小指之端起少澤到經穴
循手上臂出肩解入缺盆絡心屬小腸
上頸項入目中抵鼻入入目內眥絡顴
交足太陽膀胱

足太陽膀胱經脈目內眥上額交巔挾脊
抵腰絡腎絡膀胱一支貫臀入膕傳貫
腨出踝循京骨小指外側至陰停

足少陰腎經斜從小指趨足心湧泉穴出
于然谷循内踝入跟上腨循股貫脊入
腎絡膀胱直者從腎貫肝入肺挾舌本
循喉嚨支者從肺絡心上注于胸交手
厥陰

凡手厥陰心包從藏走手之少陽三焦從
手走頭心包絡與三焦相為表裏手厥
陰心主標心包下膈絡三焦自胸出脇

論五行五臟六腑脉息經絡　卅

循臑入肘下臂行掌心勞宮穴從中指出中冲穴支從小指之次指間是無名指矣

三經

手少陽經三焦脉起手小指次指間即無名指關冲穴循腕出臂貫肘循臑上肩交足少陽入缺盆佈膻中支從膻中缺盆上項出耳上項支從耳後入耳中走耳後交繞兩頰至目銳眥過上抵顳角下

耳後循頸行手少陽前下胸屬肝絡胆循脇繞毛際入髀厭出膝外踝循跗入小次指之間支者別跗入大指足厥陰肝脉起於大指之端毛際叢循足跗上内踝循股入毛繞陰器上抵少腹挾胃通屬肝絡胆貫膈佈脇循喉嚨上頏顙会督脉上巔頂上注肺乃交宮

十二經絡始于肺終于肝手三陰從藏走

論五行五藏六腑脉息經絡 圭

手〻三陽從藏手走頭足三陽從頭走
足〻三陰從足走腹第一寸肺与大腸胃
与脾

手太陰肺中焦起下絡大腸胃口行大指
内則爪中根少商穴橫次指交陽明經
手陽明經大腸脈次指内側起商陽上
挾鼻孔盡迎香

足陽明、胃鼻頞起迎香穴屬膈絡脾宮遂

由髀関下膝臏循脛足跗中指通支從
中指入大指厲兑之穴径尽矣
足太陰脾起足大指從足走腹属脾絡胃
上膈通咽連舌根支者從胃注心宮交
手少陰心经第二分心与小腸腎与膀
胱背相為表裡
手少陰心起心经下膈直絡小腸承支者
挾咽繫目系下肘循臂小指停
論五行五臟六府脉息经絡 三十二

手太陽経小腸脉小指之端起少泽循手
上臂出肩胛属小腸絡心上頏頞入耳
中抵鼻入目内眥絡顴交足太陽膀胱
足太陽経脉膀胱目内眥上額交巔挾脊
抵腰絡腎属膀胱一支貫臀入膕傍貫
腨出踝循京骨小指外側至陰停
足少陰脉属腎経斜從足小指趨足心湧
泉穴循股貫脊属腎絡膀胱貫肝入肺

少陰之脈循嗌嚨挾舌本支者從肺絡心上注於胸交手厥陰

手厥陰經心主表標心包下膈絡三焦自胸出脇循臑内入肘下臂行掌心勞宮穴從中指中冲穴支從小指至次指即無名指交三焦經第三了從藏走手從首走頭從頭走足從足走腹心包絡与三焦相為表裡肝与胆相為表裡

論五行五藏六腑脈息經絡 三十三

手少陽經三焦脉起手小指次指之間即無名指手即第四指循腕後上臂貫肘循臑上肩交入足少陽入缺盆佈心包支從胆中缺盆上項出耳上巔支從耳後入耳中走耳前交兩頰至目鋭眥胆經連

足少陽郷胆之經起于兩目鋭眥边上抵頭角下耳後

奇經八脈

八脈衝任督帯陽維陰維陽蹻陰蹻

任脈起於中極底臍下四寸穴名中極以上毛際循腹裏上於關元至咽喉上頤循面入目是衝起氣衝并少陰俠臍上行胸中至

衝爲五藏六府之海五藏六府所稟氣上滲諸陽灌諸精從下衝上取諸義亦有並腎下行去注少陰絡氣衝出陰股內廉入

膕中伏行骭骨內踝際下滲三陰灌諸絡以溫肌肉至跗指督起少腹骨中央入繫廷孔絡陰器合篡至後別繞臀與巨陽絡少陰比上股骨脊屬腎與太陽起于目內眥上額交巔絡腦間下項循肩仍俠脊抵要絡腎循男莖下篡亦于女子類又從少腹貫臍中貫心入喉頤及唇上繫目下中央際此爲并任亦同衝大抵三脈同一本

素霛言之每錯綜督病少腹冲心痛不得
前後冲疝攻其左女子爲不孕嗌孔遺溺
及痔癃任病男疝女瘕帶衝病裡急氣逆
冲
陽蹻陰蹻爲二蹻之乃少陰之別脉起於
然骨至内踝[踝]然爲足跟骨直上陰股入陰
間上循胸入缺盆過出人迎前入頄眥合
于太陽之蹻和此皆素灵說奇經未及二

奇經八脈

三五

維不說破二維在陽維陰維陽維為病苦
寒熱陰維為病苦心痛
[illegible]掌腕臂肘臑肩目銳內眥大小股
手骱為腕近腕為臂曲池穴下為肘曲池
穴上老鼠肉為臑　目內眥是眼肉近
鼻梁處　目銳眥是眼梢近髮際處
髀骨腨京骨
大股上面骨為髀大股下面骨為膕小股

下面魚肚肉為腨即是腓肚腸之肉是肚為腨即是魚肚肉脚後根是京骨

叙

内經云、水鬱折之、

水鬱者一身悉腫腎水泛濫也折者折其上騰之勢也但膀胱為水道下源肺為水道上源蓋下源水道不通必致小便不利上源水道不降必致一身悉腫此為風水相搏遍體浮腫畏風欬嗆是也治法須用仲景小青龍湯去白芍五味甘草須得麻黄四錢桂枝三錢干姜二錢细辛一錢半姜夏一錢又麻黄与五苓散五皮飲加漢防己三錢以椒目一錢半加以朴子檳榔之類鷄内金三錢杏仁葶藶枳殼十錢香附炒金五苓散以桂枝生穹术錢白术猪苓錢青皮赤苓之澤瀉錢五皮飲陳皮錢大腹皮五加皮赤苓皮之老姜皮錢舟車丸三錢服

叙

内經云、火鬱發之

火鬱者如時邪初起身熱無汗須用淡豆豉麻黄一錢桂一錢小柴胡湯梔豉湯若冬令身熱無汗

三十六

用仲景麻黄湯若初頭痛項強須用羌活去防風若初起無汗身痛如被杖須加紋秦艽之青防風荊芥穗以發得汗暢去麻黄羌防若遇七月火鬱化爲壯熱口渴脈數大須用清涼之品若汗多壯熱白虎湯若內陷神昏舌絳犀角地黄湯

內經云、土鬱奪之　土鬱者如食積內阻脾土不能運動而鬱滯不下須得下奪如大承氣湯之涼膈散丹号丹号服又脾約麻仁丸三五仁丸潤腸

內經云、金鬱泄之　金鬱者肺受寒邪鬱伏于上焦也泄之者宜從上焦泄肺也如淡豆豉全麻黄木桂、白前胡、荊芥、牛蒡、桑東皮、苦杏仁、蘇子、卜子、白芥子、少薄荷、吉梗

內經云、木鬱達之　木鬱者肝鬱不能條達須用者以蘇梗、生香附、廣一金、陳皮、半夏、四磨飲即烏藥、枳殼、檳榔、寬沉香、茁、廣沖、白扣仁湯送下又以厚朴、朮、烏藥、枳殼、檳榔、沉香、又左金丸、沉香、楷玫瑰花、蒺、佛手、八月札、又化肝煎、又烏龍丸即九香蟲半炙去足翅与杜仲九香

出又肝蒸、只是書後除炙白芍

夫金毒泄之。木毒達之。火毒發之。土毒奪之。水毒折之。金毒宜泄肺，如前胡、杏仁、牛蒡之類。木毒宜踈肝，如生香附、砂仁、川鬱金、沉香之類。火毒宜發汗，如傷寒發汗用淡豆豉、北柴胡，冬令發汗宜用麻黃湯之類。土毒食積宜承氣湯之類。水毒一身悉腫，麻黃、五敘皮、五苓之類

三十七

畧叙

肺喜清肅脾喜溫燥木喜條達心喜安神腎喜塡補又喜閉藏蓋五藏主藏而不瀉也六腑主瀉而不藏也如府庫之財能入能出也

凡肺為嬌臟易於欬傷肺絡見紅最喜清肅下降肝為剛藏肝為將軍之官其性最剛然而非柔不能尅所謂柔能尅剛用柔肝藥首烏歸身白芍石決之類以

後用大生地、山萸肉、白芍、芒則斂肝法
用五梅肉、五味子、金白芍、左牡蠣、金箔
青鉛、金叶紙、山栀、鎮肝、柔肝、又肝氣悗
欝曰、木欝達之、木喜條達、用青叶、桔梗
生香附、廣欝金、白扣仁、烏藥、梹榔、沉香
枳實、又四磨飲治肝炁欝結、不通大便
最靈、更衣丸、卯芦薈、硃砂、所謂木喜
條達、喜通暢、條達也

畧似

三十八

脾為至陰之臟，最喜溫燥，以脾土惡溼而喜燥也。但溼困傷脾，不易速化，以溼為粘膩之邪，以溼為有形之邪，所以不能速化也。腎為陰臟，惡燥，須得滋陰以滋腎。存陰以制陽，壯水以制火。心為陽臟，惡熱，最喜清涼，宜用補心，實用清心，如黃連清心陽。夫陽中之陽者，心也。蓋心屬火，如夏令酷暑之際也。陰中之陰者腎也。蓋屬水，如冬令嚴寒之際也，陰中之陽，肝也。蓋肝屬木，如冬令交春之際也，陽中之陰，肺也。蓋肺屬金，如夏令交秋之際也，陰中之至陰，脾也。蓋脾屬土，土旺於四季之末各十八日，所以亥子屬水，其丑土；而寅卯屬木，其辰土；而巳午屬火，其未土；而申酉屬金，其戌土。此土亦旺於時辰之末。

男脉

三十九

東垣老人云脾土以升為健胃土宜降則和○朱丹溪先賢云肺須清則平胃宜降則和

内経素靈類纂審治病机十九条

諸風掉眩皆屬於肝
諸氣膹鬱皆屬於肺
諸瘡癢痛皆屬於心
諸痿喘嘔皆屬於上（上屬心肺）
諸寒收引皆屬於腎
諸濕腫滿皆屬於脾
諸厥固泄皆屬於下（下屬脾腎）
諸逆冲上皆屬於火

諸躁狂越皆屬於火　諸暴强直皆屬於風
諸病水液澄澈清冷皆屬於寒　諸病胕腫皆屬於濕

又

諸脹腹大皆屬於熱熱屬熱甚少東垣老
人云大抵熱脹少而寒脹多又屬濕熱
傷脾故立中滿分消丸治熱脹中滿分
消湯治寒脹諸轉反戾是痙象轉筋之
類水液渾濁是小便短赤皆屬於熱諸
痙項强皆屬於濕其濕實甚而兼風木
畧收
罕

之化者多於風
痿者肺熱葉焦則生痿躄以肺主皮毛
不能灌溉皮毛六腑所以兩足不能行
痿躄如軟要癱因者二便不通須用牽
牛大黃之類泄其二便不禁為之泄由
於火衰水實因為二便不通由於水衰
火甚此症最急須用舟車丸以利小便
厥者有六一熱厥二寒厥三肝厥四實

厥五疫厥六道厥但當治病機十九条而火暑濕皆能化火化熱也推火能生人不能殺人火能生萬物不能殺萬物矣

凡五味鹹、苦、酸、辛、甘必先入胃然後入五臟，

辛甘發散為陽，酸苦湧泄為陰，鹹味湧泄為陰，淡味滲泄為陽，

畏火

酸入肝　苦入心　甘入脾　辛入肺
鹹入腎
辛以散之　甘以緩之　鹹以降之
酸以收之　苦以泄之　淡以滲之
辛能散其邪。甘能緩其急。鹹能軟
其堅。酸能歛其氣　苦能泄其熱
淡能滲其濕
濇能歛其脫　如龍骨牡蠣之類　淡能滲

經。利小便，如淡竹叶以通此之類，
仲景着重足六經，河間着重手六經，
仲景治傷寒論先分六經，但足六經是
太陽膀胱，足陽明胃，足少陽胆，繼以傳
入三陰。足太陰脾，足少陰腎，足厥陰肝，
厥者，盡也，足厥陰為盡陰之臟也。仲景
篇傳足不傳手，然而風傷衛，桂枝湯；寒
傷營，麻黃湯。蓋麻黃發汗，是太陽經藥

暑脉

四三

然麻黄開肺發汗，佐以杏仁苦白入肺，但仲景但言足六經，然而手六經亦在其內矣。麻黄、杏仁是手太陰肺藥。

劉河間治溫熱論，清理三焦，是從手少陽三焦起。凡病知初起，邪在三焦，即脘膈悶，喉嘔、懊憹，或括痛、搥痛，在三焦膜原之間，即日驟然神識昏迷，不知人事，是手少陽三焦膜原即陷入手厥陰心包絡

即是其達臟腑中也所以時邪瘟疫手經
起病最凶最速變幻莫測非比傷寒足
六經相傳以一經為憑二經為憑也
凡外科第一要緊着疔瘡○內科第一要緊
着傷寒時症○但疔瘡二日不出脂水者、
邪無出路方毒陷心胞若神昏者、不治
但傷寒七日壯其無汗邪無出路、防內
陷心胞內陷心胞營分、若神昏者不治

界解

四三

的確醫本意也理也內症外症大意一也。其理一也。疔瘡保護心胞須用犀黄、珠粉、犀角尖、真川連、鮮生地、杜丹皮、青皮、地丁草、蚤休、慎食牛肉、稻柴湯代茶、解河豚毒、芦根汁、橄欖汁。

切記、第一問病起幾日、脉数先問出汗与否

脉平先问欬血腹脹大便实。女問经

期通与痛

經居兩月噫噁是孕男向

遺精溺痛者。如記、醫家向着一端、然後

（思其原）開來宮也、更汗盜汗、胸悶發疹、向着

欬嗆更痰否、向着吐血多少、若向着宮

也、然後再向形痛、胸悶、更汗盜汗、口渴

溺者、表邪裡清、胸悶發疹、若向着便下如

積。紅痢白痢、腹痛、若腹將須着大腹堅

滿、足浮瘡塊、腸紅等症、春令先向欬嗆

畏風

四十四

咳血秋令先向腹痛下痢

肺失清肅之權，欬嗆痿枯。胃乏冲和之氣，納少噫嘔。脾失健運之常，腹脹便溏。膀胱失於輸化之權，溺短不利。

凡病人反復轉側不定，坐卧不安，此神不安舍，虛陽上擾也。

凡病人自覺耳邊告訴聲音，此神亡也。

病人視物見兩岐，視岐見兩物，此精絶也。

宿娼嫖妓。慾火動而舉陽。忍精不泄者，將
來必成白濁病。蓋忍精不泄，其腎精
已出，腎開初起，毛際受心腸下墜。行動
氣滯心腸，用尊赤散，八正散，清灵九、草
薢分清飲、琥珀散主之。

凡人之氣充則神壯，血旺則精強，故以神由
五臟生，精歸血化，以生形之精血歸於
形之五神氣而得

畧缺

四五

渴不引飲十（多）定（屬）溼溫溺黃短赤一定（必）屬（於）溼
心色左上陽明左下故稱陽明邪逆傳心
胞，以致神昏譫語
目定視。目直視面色青，面色皖白無神面
色晦，鼻柱冷人中吊嘴唇牽肝風動也
肢厥冷額汗出絕汗氣短促。救亡惡歟
見則不治。
太陽腦後痛陽明額前痛。少陽兩角痛。太

傍臍上痛。少傍臍中痛。厥傍少腹痛、
氣藏血中。血藏氣中。氣血調和，原是無病
水在火上。火在水下。水火交濟。原是無
病、今失血，血虛陽氣不能潛藏，以致呼
吸氣促促，乃虛症。一大惡款也。今腎為
病，淵，虛火不能下交，以致皮膚均熱，乃
虛症、惡款也
目竅鼻煽。肝風之最危也。唇牽舌戰。肝風

畏飲

四六

之最危也頭搖倚振循衣撮空肝風之最危也此腎水大丟肝風大動良由水虧不能涵養肝木液涸必生內風之陽煽爍於裡以致手指抽搐手臂振動此陷入足厥陰矣又逆傳手厥陰心胞絡而度使（因）此擾亂神明是以喃喃讝語但火藏於水中今浮陽外越以致肌膚灼熱似乎外感而實因此水虧也至於徹夜

無寐。而虛陽失潛藏。心亦不能下交於腎陰也。而飲食致少，於脾不能為胃行其津液也。惟其津液不行。悉變謂痰濁今之氣喘痰潮，良由都因五臟之精華無能收攝，故泛溢上湧耳。舌之孔黑無津液。顯見胃家津液已被（敗）。邪火劫奪真陰耳。脈之散亂無序，知的係水乏火旺。一水不能勝五火也。脈來為熱，人人知

暑脈

四十七

知殊不知真所愈疏處次愈旺而脉象愈本愈虚。投剛燥辛散之品。恐其津液傷陽。而消導蕩滌之劑。又恐劫液亡陰。均非正道也。以淺疏之見清法之中、須佐存陰熄風之品。尚恐其風動、致成厥逆波疊出焉。擬參生地、阿膠、麥冬、首烏、白芍、羚羊角、石决、茯神、毛杉、

心藏神。腎藏精。精神充足。原是無病。氣藏

血中、血藏焉中。氣血調和。原是無病。夫神与氣皆屬無形、精与血皆屬有形。有形之物皆屬無形中得來、故精持神而立。神須精以存、血賴氣以生。氣賴血以存、補氣可以生血、取陽以生長之功。氣血和。即水火交。仙訣云水火交、永不老。內經、積精全神。以能益壽而強者也。試觀失血之人、血少陽氣不能藏於血中散

略解

四十八

越於外，以致皮膚灼熱，呼吸氣喘欬嗆。外火薰炙，以皆血少，陽虛不能潛藏也。所致火不能下交也。試觀慾念夢遺，緣勞心者心宕，心宕者是心不藏神，心不能下交於腎；夢遺者，是不（腎）藏，腎虛不能上承於心也。

取浮遊之火藏於腎中，謂之引火歸源。夫源者所也，今所既竭矣，其源可歸？

目上視為精神散越。此太陽已绝。厥陰已竭。太陽為六经之首。厥陰為终六经之经尽
故病是此。
耳边枯。屬腎。腎绝。太陽黑色。屬腎。腎绝。嘴唇
發青色。屬脾。脾相绝。脾之津液不能上承
大便不实。肺之津液不能以布。皆化白
痰
黄疸。胃黄。目黄。溺黄。用天青地白叶之（即糖罐杆叶）
罌殼

舌乃屬心之苗舌根屬陽明之府所以舌
乃紫绛心包營分有熱舌根黑垢陽明
宿滯不通。
凡傷風衛汗多發熱。仲景本用桂枝湯。以解肌
若寒又而惡傷營。無汗惡寒仲景本用麻黃
湯。以發汗太陽經為六經之外藩。主皮膚
而統領營衛。
凡脾土虧。易於積濕。況瘦由於運化。所以

脾為生痰之源。肺為凝痰之器。今風邪上付於肺，而為欬嗆。濕邪內侵於脾，而為便泄。

凡病人暴起空甚，而難過異常者，忽同異常者，欲嘔不嘔，坐臥不安，其難過至極，莫能言語。形容一定，痰飲內阻，使然。待其嘔痰頗多即鬆。古書云，夢痰不成癒。又云，夢痰不成眠。又云，怪病為痰，難過畧似

五十

在雖以過去即懊憹之別名也其实为痰飲所阻所以截瘧丹溪用草果、檳榔、烏梅、常山、姜、枣、服後須嘔痰成碗即愈其三症在嘔痰尔即愈但喫過常山、其人面色青黑常山、一名甜茶、即常山叶一名北椰条、即常山梗、一名蜀漆、即常山苗、背探吐清痰除瘧

凡食阻上焦則嘔食阻中焦則嘔瀉並惡心

食阻下焦則溺。

凡鬼邪病。用鬼箭羽、羊紫背萬年、雄黃、羊

大多用、力亦可倒驅鬼而已。

君火惟一。心主是也。相火有二。乃腎与肝

香附、砂仁。婦人之至寶。萹豆、淮山藥。男子

之佳珍

半表半裡之邪未盡。少陽之邪。非柴不逐

陽明之邪、非苓不除。仍用小柴胡湯法

累解

李一

伏暑症宜述嚥喉用黄連半、朴炒、藿香子
此法在湯頭歌訣上三物香薷飲中。
柴前胡、各半羌獨活、各半赤白芍、各分枳實、半桔
梗、半即喻嘉言逆流挽舟法，治瘧痢並
行。
蓋有身之前，全賴父母先天腎氣，及其既
生之後，全賴自己後天脾胃，至知識開
而精竇起，則先天腎氣亦至困矣。內經

云男子二八天癸至。言先天腎水也。女子二七而天癸至，言先天肝血也。男以腎氣為先天，女以肝血為先天。蓋腎精成小兒之骨，肝血成小兒之肉。又云心主血，肝藏血，脾統血。又云奇經八脈，衝任、督、帶以成胎，陽維、陰維、陽蹻、陰蹻以護之。

人身周身皆陰，惟吾頭皆陰，故萬物入口

累飲

五十二

舌尖上則能知五味矣。舌尖屬心之苗，舌尖紫絳屬心營之熱也，犀角地黃湯。舌根屬陽明之府。舌根黑垢且乾，屬陽明腑滯不通，須用涼膈散，可另煎另服。顯仁丸，手又大承氣湯。若舌黑肺毒太壯，甚口渴，白虎湯、夏令雪水、冬令西瓜露。若食涼舌黑，則西瓜露、雪水宜謹慎用之。

古人醫書云、暴病之爲火、怪病之爲痰。暴病者溫邪時症也、怪病者、癡症。痛症、痰厥症、譫語症也

凡肺惡寒、心惡熱。肺屬辛金其色白。大腸屬庚金其色白、所以白痢從大腸來、從氣分來、以朴、枳實、查、豚、清魚肉之積。萊菔英、清痰滯。木香、莉氣。白朮、守中。肺与大腸表裡、心屬丁火其色赤、小腸屬丙火

畧敘

其色赤又名赤腸所以紅痢從小腸來

從血分來無用黃連查派赤芩赤芍又

白頭翁湯葛根芩連湯

大腸又名廣腸也小腸又名赤腸也

肝胆為合　足厥陰足少陽之主

脾胃為合　足太陰足陽明之主

腎膀胱為合　足少陰足太陽之主

心小腸為合　手少陰手太陽之主

肺大腸為合　手太陰手陽明之主
三焦包絡為合　手少陽手厥陰之主
春甲乙屬木其色青其味酸其音角
夏丙丁屬心其色赤其味苦其音徵
秋庚辛屬肺其色白其味辛其音商
冬壬癸屬腎其色黑其味鹹其音羽
長夏戊己屬脾其色黄其味甘其音宮
子午之歲上見少陰少陰司天陽明在泉

畏敬

五十四

丑未之歲上見太陰太陰司天太陽在泉

寅申之歲上見少陽少陽司天厥陰在泉

卯酉之歲上見陽明陽明司天少陰在泉

辰戌之歲上見太陽太陽司天太陰在泉

巳亥之歲上見厥陰厥陰司天少陽在泉

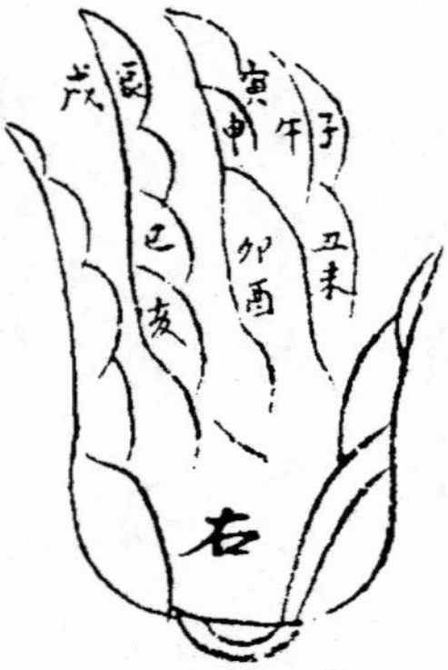

寸關尺

金土相火

厥陰之上風氣主之風木

少陰之上熱氣主之熱火

太陰之上濕氣主之濕土

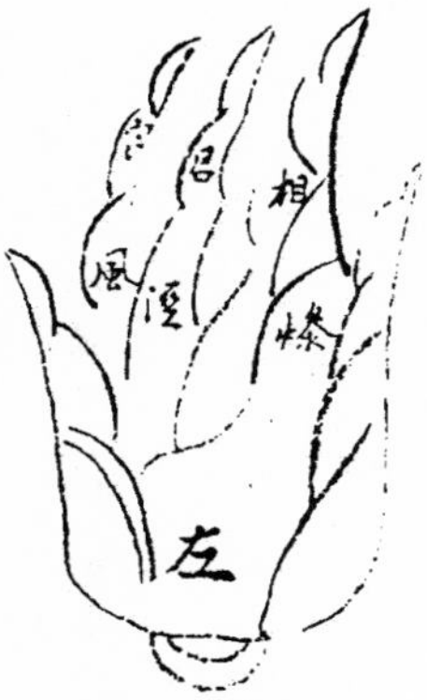

少陽之上相火主之火也

寸關尺

炅火木水

陽明之上燥氣主之燥金

太陰之上寒氣主之寒水

喉之下名腸即胸膈也膈之下即心心之下為脘即胃脘也脘之下屬脾膀繞屬肝經膀之下為少腹乃下焦也

凡脾土受困則四肢倦怠胃土受困則肌肉瘦削

畧敘

五十五

凡女子責多則膀瘦男子精遺則脊瘦
小兒声低大人声低此本元虧也
小兒膀責々日啼哭强小兒膀責過十
日啼哭本元不足
容不惡者病人面色無恙脉息無恙舌苔無
恙而病人形耐醫家之勞先向病起幾日如病延月
餘兆心君神渾夢遺白濁心君神志頭暈者
必是虚火因擾此危延痼癖也

少陰証
厥陰

凡病人喜向壁臥，病人四肢厥冷，又病人（又病人口渴不欲湯飲）
小便清長而不赤，又病人脉沉細，以上
是少陰症也，惟舌捲囊縮，為厥陰症也，
為真夾陰症也。又云：犯房幃之事，所謂
陰虛先傷，陽虛獨發。陰虛先傷者，乃少
陰真寒之氣也；陽虛獨發者，是陽明邪
火之盛也。仲景少陰篇云：少陰之為病，
脉微細，但欲寐，是陰症也。況脉不微細

畧敘

五十六

且脉来本大，乃陽明邪火内熾，然惟不欲寐，而加之以發狂，乃陽象也。況四肢不冷，而口渴溺色短赤，皆温邪化熱之機也。甚致神昏語譫，温邪已内陷之機也。

凡病人口苦屬心火旺，病人口泛甜味，是脾土上泛，内經謂胃癉病，用茵（蘭草）陳湯即有形草葉，采搓香後下泡茶吃，可治口甜苦效病人口覺生鹹乃腎虛所泛為病用炙甘草補脾土藥所謂土能尅水病人口酸是肝家為病用乾姜辛能尅酸病人口辛乃肺家燥也病人口淡是胃弱

畏飲

舌上六字若邪内外未入裏

舌光為虛

舌

舌黑為陽明腑清薰蕉

舌紫起刺尖乳根黑犀角血分熱地黄湯白虎氣分熱湯

大實熱承氣湯

舌光起刺尖乳其色不紫根下微黑洋參

麦冬阿膠之類

舌白膩此有溼邪

舌黄膩溼邪化熱

舌乳黑陽明熱食

舌紫絳心包邪火

舌

舌六

舌光剥腎水不足　舌肉刺陰虧火旺

少陰之脉循喉嚨挾舌本，今舌之乳黑苔津，是少陰腎水已涸，已被邪火劫耗津液也。以陽明脉亦循喉嚨入缺盆環唇下，又承漿，今舌之乳少陰真水之于舌之黑，是阳明邪火之盛。

傷寒舌紫絳而乳，神昏譫語，此邪入心包營分，心包宜犀角地黃湯加竹瀝

珠粉、西黃、

傷寒舌黑厚而乾者，神昏譫語，此邪入陽明之府，內有燥屎，邪火與食滯膠固不化，白虎湯、涼膈散全用。

夾陰舌黑而乾，此陽衰火旺，少陰真水未涸，不治者多。舌黑且乾，少陰真水已涸

時症舌乾黑無津，脈細身神昏語讝，此陰虛邪熾盛，大黃湯，又玉女煎，人參白虎。

舌

三十九

湯

[illegible]脉

脉细。舌光，虚汗出，脉散主之。

脉沉细，舌白滑，汗多便泄，桂附六君湯。

脉细弦，舌光如镜，四肢厥冷，此係阴並竭也。復脉湯主之。

脉沉细。舌紫绛而乾，犀角地黄湯，

脉洪数，口渴，舌黄，自汗不斂，白虎症。

脉弦，舌黑厚如飯渍，口渴腹硬，凉膈散主

脉　卒

之

平人六陽脈長大和緩有力

平人六陰脈細沉和緩有力

陽症見陰脈，一由食滯傷脾之運[阳]不得運動，一由先天不足元虛無能抵禦。

脈來歇止者不治，虛脈無根者不治

脈軟大無力，止虛弦硬，無論瘦實沉細如絲，止虛數疾，無論甚盛，亂脈不治者多

脉沉细，舌苔白，大汗不止，四肢厥冷，桂附六君湯加苓芎。

脉细数，舌苔白如常，不食不寐，心悸耳鳴，鷄子黄湯加麦冬、洋参、生地。

脉细肢冷，舌紫絳而便泄者，此谓腎陰已涸，肝陽亦熾，不治。

数乱，苔厚，水亏火旺，軟大無力，中虚医弱。沉细如丝，真元不足，弦硬如石，肝旺瘦

脉

至

内

火芤脈中空○作亡血虛炁血兩竭此六

句須要詳明且熟

特

癆脈來大促脈細數促與痢症血症脈

數促不治

病犯不治

凡病、脈細肢冷、頭汗氣促，此八字會集處，脱左目前是禍不旋踵之藏也，毋庸議方。若病家强逼一方，勉擬生脈散、人参蛤蚧散、桂枝龍牡救逆湯、熟地牡蠣坎氣湯。用臺人参、寬麦冬、北五味子、產人参辛、真蛤蚧尾一对、真坎氣心炙，加大紅狗枸杞、茯神、白芍、炙甘草；又人参旋覆代

病犯不治

六十二

赭湯此虛促本声音低而呼吸之氣短促也与哮喏急喘迥别但血虧見脈細肢冷形汗氣促不治之症也勉擬六君子湯歸脾湯臌病見脈細肢冷頭汗氣促不治之症也停凍尔然若虛勞見氣喘脈細肢冷頭汗可用前法加減

凡悞下後脈細肢冷如冰桂枝湯生脈散為急用若時症脈細如絲肢冷如冰頭

汗如雨氣喘如鋸呼吸之氣短促者醫於此際尚欲平之散之則未有不隨撲而滅者焉毋庸議方禍不旋踵之病也若勉輸以盡人事生脈散桂枝湯桂枝龍牡救逆湯復脈湯即是炙甘草湯

凡病有胃氣則生無胃氣則死有本元則生無本元則死凡一胃氣可勝百病凡神精氣三寶俱虛加以胃氣不復中虛病犯不治

六十三

若答何恃而不恐

凡古書云大肉削脫九候雖調者不治即大肉削脫六脈調和者不治大肉是大指下大的指內大臂膊上老鼠肉小腿中魚肚肉此小腿無魚肚肉其形瘦小腿如竹頭色及人个樣式九候者天三部地三部人三部即是寸關尺三脈地三部即是足大指大衝脈是足頸傍脈

也趺陽脈左脚背四中跳動是後天脾胃脈也

凡病將死之前脚背上趺陽脈已絕是脾胃後天根本已撥動矣脚後根兩旁趺動。是太溪腎經脈矣診趺陽脈察胃氣之有無診太溪脈以察腎氣之有無

凡諸病叢集。惡款畢露全賴胃氣爲本內經所謂有胃氣則生今胃不復中虛若病犯不治

六十四

谷乃脾胃後天中都其職主持奚堪任之奚者何也堪者當也任者責任也言何能當此重任耳

凡雜病目上視者足厥陰經已絶危在旦夕凡病人兩尺脉如有若無猶樹無根脱在頃刻

凡病見脉細肢冷頭汗悉促八个字見禍不旋踵藥餌不及病家強求之勉擬也

脉散人参麦冬五味子合桂枝龍牡救逆湯桂枝龍骨去牡蠣加茯神白芍炙甘草加肉桂附子若舌乳無津不能加桂附復脉湯膏。

凡病太過脉不治而不及脉亦難治。脉弦硬其論是肝絕真臟脉見不治若脉形弦硬其論或硬其勢情在不治在多若脉形沉細如急在陽症見陰脉不治痢病犯不治

六十五

症脉细肢冷不治又曰脉来極细極數極無力如螞蚁脚密至密至密跳密跳

此症不治

凡一切病脉细肢冷兼喘不治之症也脱陽症即頭汗亡陽

手厥陰心包讝語足厥陰肝風掀動並至症不治

凡男子病久大忌面部浮腫黄黑暗色將

来防氣衝氣喘之変大是面浮青黑暗色

凡肺主出氣腎主納氣呼吸之氣從鼻孔出入可以辨虚實寒熱切記切記若病人忽病与暴病以手按病人鼻门若鼻孔出氣冰冷乃腎脱氣冷命门火已绝若病人肢冷如冰脉细如絲此不治之症也勉擬人参附子灸趾桂附子理中

病犯不治

六十六

湯以回陽於萬一之幸若病人鼻孔出氣冰冷手指不温莫救也若病人鼻孔出氣滚燙氣熱乃肺胃邪熱薰蒸可清肺胃實火可涼陽明實熱

凡四肢厥冷由於脾陽元氣弱元氣不能達到四肢所以四肢厥冷况脾主四肢胃主肌肉脾胃陽氣不能達到四末也若脈細肢冷須用人參桂枝或安南

肉桂半剉末研細先用淡姜湯送下以
覘消息若肢冷脈細舌孔黃津若脈細
肢冷舌中乳黑無津者此元陽已而真
陰涸不治之症也毋庸議方勉擬復脈
湯若脈細肢冷舌苔垢膩腹痛拒按扶
食滯交阻須用溫脾飲溫脾多附与干
姜甘草當歸硝大黃

凡肺經病面色皖白黃血色者不治脾土
病犯不治

六十七

病面色萎黄血色者不治若面色黑而青晦暗者不治若面色青光而紫晦暗者不治若面色全红者乃陽明伏热以胃主肌肉也肺经伏热以肺主皮毛也若颧红足冷由於阴亏於下陽亢於上是水不制火也

凡病久声低力怯者虚脱之危也声音低者宗气大虧也力怯气短者根本欲脱

也

凡病久頭汗氣促危在旦夕勉擬人參蛤蚧散生脉散加龍骨牡蠣白芍甘草以盡人事

病犯不治

六十八

心腎論

男子年十八歲知色初開情竇已見美女而起淫心夜臥時而思少呆甚致自美小便斷表真原以後成夢遺成滑精或白濁遂成勞病而死遂成吐血而亡許謂不能正心豈能修身或者吃烏烟而廢正經賭錢而廢正学及其既婚之後或者吃烏烟以提精神或男女交媾之力長再

容易常擋或者其丈夫至夜裡淫人之妻女其妻獨眠而思淫慾之心其妻女而被人淫污閨之名天下第一件惡事所謂不能修身豈能齊家欲修其身者先正其心欲齊其家者先修其身

夫天地者陰陽二字而已陰陽者即水火也即空氣也以小數言之日為陽夜為陰以大數言之以夏令極熱為陽以冬

心腎論

六十九

今極寒為後人立氣分之中其氣血壯盛之時全賴一冷一热所以長養萬物也及其老血漸衰之故於亦被一冷一热所以消滅萬物也雲南福建冬天不冷想东陽南陽則更热矣再加南热化為火此木不生人亦無矣黃河之北霜降即凍六月間冰想西北沙漠之何則更寒矣再加西北寒極純冰草木不生

人亦劳矣所以天恶純陽其餘于东南地氣純陰地氣純陰其餘于西北所以水望东流所以生南流余相西北純寒化所以東南純熱潤水所以所注东流也又云天傾西北地陷东南亦所以所注东流也

内经先夏至十日为病温後夏至之十日为病暑暑当以汗皆出勿止勿止者勿止

七十

艾汗也

本[illegible]

五積 五疸 五飲 脾泄 胃氣 [illegible]

格反胃 得食嘔吐 吐蚘 吞酸 頭眩

陰陽虛 血紅症 吐血 遺精白濁 牙齒口鼻衄 [illegible] 淵 口瘡

音啞 眼 氣逆哮喘 呃忒 痰喘 勞病 癆瘵 遺泄症

小便出糞 囊縮 尿後病 小便不利 大便不行

小兒科 婦科 調經 通經至 崩帶 胎前 胎產 胎前產後

嚴氏錦囊 二

嚴氏秘傳錦囊

同里嚴惕安熙辰輯著

五疸
五飲
肝氣肝胃痛
肝風
消渴
格反胃
得食則嘔
吐蛔

鼻衄
口糜
音喑
眼
氣沖哮喘
哮喘
呃忒
欬嗽附虛勞

囊縮
尿梗病
小便不利
大便不行
小兒科
婦科
調經
適逢經

心腎論

凡離卦☲屬火屬心，離中偶畫剖成陰，是真水也，即心由生血之源也，即陽能生陰也。

凡坎卦☵屬水屬腎，坎中奇劃成陽，是真火也，即腎中之命门相火也。少年腎水壯，命门火旺，脾腐熟五穀，所以每吃飯食又能寡慾，多男子，及其老也，不能腐

熱不殺而減飲食命門火衰也

凡心氣下交於腎，腎之氣上承於心，此謂心腎得交，我雖長壽。

凡人坎離交濟，即是水上火下，名曰既濟。訣曰：經云水火交永不老。

凡心腎不交之人，慾心一動，腎閘不固，精時下遺，而精從小便淋滴而出，此謂白淫。

精泄又看春宮觀淫書，動慾心而精從

小便淋滴而出如注之象，此心腎不交大患之症也。又有做文章晝夜用心思慮過度，則心氣不能下交於腎，腎氣不能上承於心，上有精時下注，亦可精滑不禁，此乃心腎不交之大危症也。

凡養心莫善于寡欲。又曰：其為人也多欲，雖有存焉者寡矣。又曰：及其少年知識初開，血氣未定，戒之在色。

心腎論　二

凡腎虧枸杞子、杜仲之、沙苑子、兔絲子類
藥，肝腎兩虧枸杞、杜仲、首烏、白芍、白滁
菊、料豆衣、石決明之藥，
西儀云：腎者胃之關，以補腎滋臟之品必
先入胃，胃關不能飛渡，如我以胃弱偏
多，虛體不受滋補者，皆因不能飛渡胃
關也。

先後天

凡臍帶即坎兵，乃父母先天之根本也，如果之柄，賴此以長大成人。

凡當臍蒂之動氣搏之跳躍，如穿梭之狀，但此症多痞多實，若其人大便旬日不通，左加以舌根垢膩，乃手陽明經宿滯盤踞腸中屈曲之處，以致少陰之氣不能藏，而原氣不能歸根，亦是先天根本。

欲撥動之氣須用通幽湯脾約麻仁丸

并五仁丸、汝謹發讀謹發生歸于、蓋謹發、歸于、潤腸、不封之有謹發不通之意

待其大便一通而病亦必矣

凡先天之原陰陽二氣而欲但無陽則陰無以生無陰則陽無以長

凡當臟藥之動思抄之跳躍也穿梭之伏

經云先天後天脾腎兩已起扶宿滯不

從甚則須用以[illegible][illegible]脾約麻仁丸。

脾胃為後天之本。人生之後。全賴納食為生。而謂有胃氣則生。無胃氣則死。其為君。居中理中。補中治中。麥門冬湯。養胃飲。皆治脾胃之良劑。益納食主胃。運化主脾。脾宜升則健。胃宜降則和。脾為陰土。胃為陽腑。雖同稱中焦。其陰陽之性有殊。脾喜溫燥。胃喜清潤。脾宜藏。宜補。胃宜降。宜通。故治有守補通補之分。前則是東垣發明脾胃論甚詳。後則是天士辨臟腑之性尤精。

先後天

四

怔忡

凡怔忡病由於思慮過度心不藏神神不守舍以致徹夜驚醒心悸健忘言語自覺錯亂起怔忡病因是怔忡恍惚驚主張小怔者心不居其正位也，忡者心不居其中位於福心出神躁疲為主硃砂丸，即靈磁石錢真硃砂錢神麯打漿和為丸服錢二陳湯半夏茯神湯龍遠步

石决 龍胆草 手 硃 茯神 手 遠志 手 棗仁

手以速另拌炒大棗仁、（又猪心血拌炒大棗仁）夫心不藏神，肝

不藏魂，神魂不能守舍，加以痰火擾亂

其神明，所以淆亂，為之不靈，神識為之

蒙閉，言語錯亂，怔忡恍惚，甚至夜多籐

夜合毛 忘憂花 归脾湯 孔聖枕中丹 酸棗仁湯

皆可選用。不寐症以心腎為主

不寐

凡病人徹夜無寐，煩躁坐臥不安者死。此五乃相尅所以不交，五藏不安，死，徹通以，徹去心

徹夜無寐，此係陽不交陰，如血虛精虧，心不安神

凡心不藏神，夜無安寐，須用琥珀、茯神、麥冬、遠志、肉、糀、朱、米，夜湯夜交藤。

三消

三消，善飢，善渴。乃胃家之火，所以消穀善飢。治法須用生石羔、大生地、知母，以景岳玉女煎為主。

玉女煎　石羔　知母　牛膝　熟地　麥冬

上消善渴多飲，是肺消症也。

中消善飢多食，飲食不為飢胃，愈吃愈瘦，乃胃消症也。

三消　七

下消，飲一溲二，溺赤也，米泔汁有粘漿也，形瘦灼熱，乃腎消症，不治，用大生地、石羔、牛乙、洋參

腎者，胃之關也，關門不利（開）則小便輸泄，而為脹滿，關門不閉則小無度，此而為消渴，故消渴症屬腎經

金匱腎氣丸為主方

七情

凡七情内傷七字：喜怒思憂悲恐驚過

喜則傷心，大怒則傷肝，思慮則傷脾，憂急則傷肺，又憂鬱則傷肺，悲哭則傷肺，又悲鬱則傷肝，恐傷腎，驚傷胆之恐懼則傷心腎，驚恐則傷肝胆。

凡七情病，情懷不能曠達，納食不能運化，即防以阻悉停食，消遙散、越鞠丸等為主。

五精

凡五精心之精名曰伏梁。肝之精名曰肥痞
氣。脾之精名曰肥痞氣、肺之精名曰息賁、
腎之精名曰賁豚、　伏梁左。脘中橫伏
按之堅硬如石、與痞塊直沖胃脘相似
　痞氣者、右脇下痞塊、按之堅硬　肥
氣左。右脇下痞塊、堅硬有形、　息賁左
大人氣息奔迫如與氣喘嗽相同、兩肩

五精　九

外上，其实由於痰飲內蓄　賁豚者少
腹至塊，如豚狀，按之堅硬，如腸覃之狀
石瘕之狀。凡五積用四磨飲。雪羹湯
肥氣者，左右脇肋下結成痞塊，時時攻時
痛，究屬脾陽失運，納穀不化，使然，所以
結成肥氣

目黄溺黄霄黄名曰三黄茵陳蒿湯五苓散主之

凡酒疸用雞距子葛花子或葛花解酲丸主之

五疸

凡五疸一曰酒疸○二曰穀疸○三曰湿疸○四曰女勞疸五曰黄汗疸其人目黄霄黄溺黄如槐花汁染色也其實由於湿困傷脾而中央戊己之色見乎外其人目黄必定溺色黄赤惟女勞疸由乎淫色慾不遂日夜用心思慮過度而面萎黄如與脫力黄相似但病脫力者黄而紅目

天青地白叶一名糯钱荷叶治黄病良药

不黄以茵陈五苓散加以山栀，舌黄口渴加以连。但黄疸有阴黄阳黄之辨。阳黄者，麻迣表裡，口渴便闭，身必橘色，脉沉数。阴黄者色暗便溏（黄疸病用天青地白叶最灵）。

凡黄疸用鲜瓜蒂八分，脂弘勿使出气风乾，研细吹入鼻中，少停鼻流黄水，面黄可以去。

五飲

凡五飲，一曰溢飲，二曰懸飲，三曰支飲，四曰留飲，五曰伏飲。溢飲者口泛清涎；懸飲者咳痰覺冷；支飲者四末浮腫；留飲者如痰內痞痰癖秘之堅硬，又痰[illegible]樣；外痞流痰流注；伏飲者如痰迷心竅癡，癇馬癇羊癇猪拳癇以及痰[illegible]速。茯苓丸、苓桂朮甘湯、二陳湯加膽南星以

又痼疾竹瀝達痰丸礞石滚痰丸滚痰
丸又煅青礞石辰硃胆星分石决明煅
龍齒真以遠
凡暴病之謂火，怪病之謂痰，又曰諸風掉
眩，皆屬于肝，暴病由時邪化火，怪病異
乎猶常乃積痰內阻，凡五飲蓄還上云
痰飲，辨及飲合病，蓋痰之本屬于水，又
屬于脾，余之論其實，癡病痼疾痰癖不

右五飲之肉

飲邪當以小青龍湯爲主方

五飲

十三

●肝氣肝胃氣

凡肝家病肝氣痛肝厥病脈弦和搏指左

此肝家真臟脈現也不治之症小搏弦指硬

凡脈形弦勁搏指乃肝家真臟脈現但肝

為將軍之官其性最剛亦以脈來弦勁

搏指全賴和緩之氣也

凡肝胃氣痛嘔細虫用苦辛酸三法極靈

若用黃連一錢吳萸三分辛用以桂五分乾姜

肝氣肝胃氣

十三

棗酸用烏梅肉半白芍分又少應飲之
椒湯蛔虫之性得酸則伏聞苦則降又
乳薑半与五味小棗合搗又少應飲又
二陳湯肉經云得下氣則快然是衰言
屎氣与大便也
凡
怒肝氣上内有兵藥又虛肝氣破氣藥
不效用烏梅肉半玄核祥蹐炒白芍半
右將懷孕或乳薑半与五味小合搗許

謂肝欲散，急食散以收之。凡肝木犯胃，呃忒易治，章並定也。

凡屬肝氣膜於上沖而胸而脇在，須用上肉桂不卜剉末，再為研細，飯丸另服。

凡木強侮胃土，胃雖容納而不能運化，在上衝而胸上，肉桂素研細另服。況木得桂而枯，試以木能魁太批，以肉桂削銷釘一只，釘於樹皮內至大樹，三年大樹

肝氣犯胃氣

十四

必枯必斃所謂木能尅木若一年以樹亦枯

凡萸以連與吳萸拌炒是苦辛並用治

肝胃氣痛吐蚘出上越胃脘痛脉弦數

舌黃膩又苦酸辛三法以連吳萸以椒目

乳姜、烏梅肉白芍治蚘越脘痛肝胃氣逆心痛

最靈

凡肝腎兩虧枸杞杜仲首烏白芍、烏藥、白

池菊、石決明、料豆衣

凡用八月扎手。平肝氣塊。即預知下。其形
如皂莢其性苦寒出毒。不宜常用。或
許
引下藥暫用
綠萼梅花瓣末。清涼解毒治肝氣。
凡自合定痛丸用乳香末。没藥末。肉
桂末。才。再加鴉片煙灰才。和末為丸。吃
一分一丸。治胃脘痛。效如桴鼓。用一分一粒。大
人服四粒。小兒服二粒。如痛即服。用開水送下

肝氣 肝胃氣

十五

凡嘔吐腹痛陡發痙厥，脈濡，素有胃脘痛，用旋覆花、代赭石、乳香、肉桂（末研細）、白芍、陳各姜皮、生香附、廣鬱金、彩雲曲、南棗、沉芍、枳椇、吳萸（三分）、加杏仁、磨沉香汁（沖下）。

急痧心痛奇方：黄瓜一條，剖對開，去子肉，入明礬末填內，合住，線縛，懸掛陰乾，待瓜皮上出霜，取下研細，裝磁罐封固。

凡遇急痧心痛欲死者，但須口有微氣，即將瓜霜點眼內角立愈。九種心痛。皆治。屢經試驗。

凡胃脘痛。用高良薑、与生香附子合打。

妙可薑附丸法同,以任之,卿常用。又其未痊久者,以前化肝煎。

凡心痛徹背,背痛徹心,是胸痺症,必須遵金匱桂枝栝蔞薤白湯主之。

凡遇肝胃氣痛,加頭藥用沉香、橘子、蓽澄茄子、玫瑰花三朵、代代花十朵。

代代一名橘子花

肝胃氣。一由肝強,一由胃弱。肝強須破胃

肝氣肝胃氣

十六

弱直補素，至肝虛中痞，必嘈呃，式一曲
肝木犯胃呃，一曲中痞呃，鷄血籐膠治
肝虛入絡，又烏龍丸治，印丸，去术杜仲
以桂枝、乾姜、川椒、烏梅、吳萸、白芍治肝氣
嘈痛又苦辛發胃，烏梅丸，黃連、吳萸
烏梅、乾姜、川椒、白芍
肝氣上冲為肝厥，痰虛上冲為痰厥，寒厥
並厥，實厥，虛厥

偷爪條心。即蚘猾心。治胃脘痛見效。共皮

炒焦、治胃患痛

獺肝晒乾、生吃，如木頭。治肝患之效。

合龍丸、杜仲平丸、五虫家、治肝氣入絡

凡脇肋引痛。須用當歸鬚、少、橘葉、陳皮、三新

絳屑、又、若茴香加旋覆花。又、若痛甚減加

姜、附、桂枝、葱管、莖、凡傷宜兼脇痛、名曰

刺脇傷宜不治之症。

肝氣肝胃氣

十七

肝風

凡液涸生風，收根動，手抽指搐，與陽明邪火、且熾生風相對。液涸宜存陰，且熾生風宜清涼。

凡肝風鴟張，要欵蜂起，病入厥陰難治。

肝風動用藥法：羚羊角、石決、鈎鈎、池菊、豆料、天麻、天竺黃、養肝熄風、首烏、歸身、白芍、秦艽、木瓜、牛膝、川斷、杜仲、池菊。

肝風

十八

石㳄

秋秋行叶荷草 服託叶一把 煎顆 茴叶花或丹一把 二兩 煎 枳殼 稀楂

納減

胃弱納少ク 秋行叶花 諸參 胃之 和之 倉 木 機 此病ハ天性退之敗○ 原文 全不則 之 比 秋表之 叢 寫 提 ...

凡胃主肌肉者則肌肉瘦削而必胃府收癟腸府收小狭窄此謂瘦肉癟一定之理也所謂有餘肉必形於者

凡胃氣一攄百藥難施奚堪任之奚何如

何如也焉也堪能也任責任也重任也言

納減

十九

焉能當此理重任也凡病重胃氣一敗胱中必定閉塞以以粥湯之飲與傳食脹中心痛化

此句異
迥別

凡病久与老年者，則肌肉瘦削，内則胃府縮小腸府縮細，此一定之理，所謂至詳。内必形詳所及，其大便裏出轉細如腸細而知矣。

切記，凡病重胃氣一敗，咽管必定收小，不能咽嚥，粥嚥物也。

噎膈反胃用牛轉草汁服之足效或牛涎水亦可屢經試驗

格反胃 五膈即憂氣食怒寒

雞白頭、孤頭共治上格甚效

梅核格症喉間如鵝肉硬住

翻胃朝食暮吐胃無火以用附姜

素曰翻胃嘔吐者易成格症 白鵝血、隨殺隨吃治血格甚效

鷹團、即水老鴉、水中哺魚鳥也，吃魚骨鱔骨不從下部出從嘴裡吐出來一團骨

格反胃 二十

頭外裹一張紙包如蛋一个樣子用丸上炙脆存性。研細用法送下。治翻胃噎格。內經曰：三陽結謂之隔。大腸小腸膀胱也

效。

真廣肚丸上炙至脆存性治反胃噎格也

梅核格用昆布三錢、海藻三錢、雪羹湯（即海蜇與荸薺）

渴食則嘔

凡病初起渴飲即嘔渴藥餌即吐此先壞胃氣用烏梅餅含服下依吐蓋胃氣一敗百藥難施不治之症

凡病人渴飲則嘔胃虛以外些降吃真金頁帝二張大金箔八張錢六十文金箔性鎮心鎮虛逆上肉桂五分引為下行嘔為藥

凡遇嘔吐脉細收冷須用上肉桂末皮化

渴食則嘔

主

姜半加陳附子少烙皮炒姜炒炭炒

凡遇酒人嘔吐〇用以桂枝半陳干姜半和
合皮炒姜炒炭半加沉香尾半檳榔半

凡遇嘔吐〇用上肉桂片陳姜渣半連姜汁
廣皮炒姜炭半加沉香檳榔

凡初病而飲則嘔諸物不受須用肉桂片
陳乳姜半煎濃湯服下以鎮消息〇凡用
安南肉桂片剉末研細飯丸〇再加乳姜

又治腹痛方藥。佐以白芍二錢、炙甘草七、守中。以朴一錢、神曲二錢、附三錢、壽金二錢。若挾食積腹痛，再加山查、磨飲、鷄內金炙焦二錢、查泄二錢。又用五谷虫炙焦二錢。治禪蘇宿積腹痛蟑螂虫一錢炙，或用五只。

瀉食附喔

二十二

呂國參吐
呂國共吐

吐蛔

凡服吐蛔虫。用苦辛酸三法。最妙且良。以連、吴萸烏梅、干白芍以椒、炙、没、干姜、六加似藥桂椒為蛔虫之性聞苦則降得酸則伏。蚘以安胃似梅丸主。治脘痛嘔蚘甚效。

蛔虫頭。每月初一至初十向上。故用吐藥十一到二十蛔頭横。廿一到三十蛔

吐蛔

二十三

頭向下故用下藥氣弱且炅

舌戰

凡病人舌戰不能伸直，與田中蚯蚓舌頭相似，舌頭縮去縮進不定。蓋舌乃心之苗，心虛則舌戰無力伸直矣。心氣不足顫著矣。

凡看病人舌短不能伸去牙關，與舌戰伸縮不定，無力伸於唇外也。

不治者多

舌戰

二十四

◎頭眩

凡肝○陽○上壅頭○眩○用製首烏三錢、當歸身一錢、東白芍錢、白池菊錢、石決明錢、穭豆衣三錢、經霜桑葉、合黑芝麻三錢搗即桑麻丸又一法、陽此由營虛所以不涵木肝陽上騰所致○

凡痰○火○頭○眩○用羚羊角、霜桑葉、牡丹皮、黃甘菊、石決明、廣陳皮、姜半夏、陳膽星子

頭眩

二十五

真以推達下。白蒺藜三錢加鮮竹瀝一兩

此由肝陽挾瘀火上亢所致

陰陽症

病人形瘦不瘀，腹如四瓜，腸胃已壞不潔

若見陰症，復脈去薑桂之類

若見陽症，用六君歸脾之類

四肢厥冷，素體陽氣為本元不足。

脉跳由中虛食積，此不可汗，不可下。

陰虛時節，身熱不揚，脈細肢冷，若舌光口

乳花，復脈湯去薑桂，或以雞子黃湯。

陰陽症

二十六

陽虛時邪乃出不揚，脈細肢冷，若汗多便泄者。附子理中湯，或黃芪建中湯。不治者多。

營虛舌燥舌光，營舌者滑濇，血色，脈芤數，脈細，兼心悸耳鳴，頭眩目花，肉瞤筋惕一定。在女為營虛時邪，在男為陰虛時方。用鱉血炒柴胡、青蒿子、炙鱉甲、製首烏、當歸身、赤白芍、陳皮、茯神、甘草

製香附、廣帶香、沉香、盡手、春砂仁、此方是女科方，若係虛時都輕用，此方重用復脈湯去薑桂，加石決、青蒿、鱉甲、

病久陽維為病苦寒熱，陰維為病苦心痛。此陽維、陰維乃奇經八脈為病，用桂枝嚴炙、桂枝木、白芍、炙甘草木、加薑、棗小紅棗三錢。此病久，即是營衛不和，內則為營，即是衛，維為病，所以久病寒熱汗

陰陽虛

二十七

多頭痛桂枝湯最靈

先於風府治時。麻黄、桂枝、杏仁、川芎、葶藶子、之類。

凡虛體一大便脈驟然變細加氣喘而脫

凡虛體一大汗脈驟然變細防脫

陰虛腎亦用大熟地半斤須用上肉桂半斤對末研細飯丸另服熟地與肉桂合用補而不凝滯。

營虛脈弱內熱○洋參、孩兒參、北沙參、南沙參、東洋參、生熟地、天麥冬、阿膠、甘草、川貝、杏仁、茯神、丹皮、十大功勞、蛤殼、青黛、
精、鮮石斛、鮮金斗、

陰陽並虧，補陽為主，陽有生陰之功，陰無長陽之力

病後陽虛而微邪在，須用建中湯，

病後陰虛○而微邪在○須求復脈湯

陰陽虛

二六

陰陽並虧十全大補湯黑歸脾丸
久病陰虛。復脉湯去姜桂。久病陽虛。用建中湯、參芪建中湯、補中益氣湯、歸脾湯
陰虛三才湯
肝腎兩虧、病在筋絡、兩足痿癖（躄）不能以久、軟癱、舌黃面色、脉細、以急健步虎潛法
加蓯蓉、巴戟、枸杞、菟絲、沙苑、補骨、杜仲、以熟、萸肉、威靈仙、牛膝、木瓜、金毛狗脊

手麻由血少，手木由氣虛。

咽喉声啞，心虛。手足少陰俱虧，心腎不交。

傷寒見此症，切忌散凉，須養陰。

若見陰虛邪熱脉細者，先洋參、細生地、鮮斛、炭神、花粉、大麥、鱉甲、石決、丹皮。

重體陰虛內熱，資生丸常服之。

凡素體大汗之，而熱退脉靜者生。又大汗以後神衰，譫語，呼吸之氣短促者，立刻消

陰陽虛

二十九

此説以爲辭麻黄，不敢妄用。

凡高年虛症，心悸者何？神志不能守舍也。手指抽搐者何？血虛生内風也。咽喉閉小者何？胃關不開也。但高年全賴胃氣爲本。内經云：得穀則昌。又云：有胃氣則生。但高年胃氣一敗，百藥難施。

如證之喘，氣之天氣主於呼吸，咽主地氣主於嗌物。今因病久，胃壯一虛，咽食必定收小。而不能噬粥。此胃氣已絕。不治之症也。

凡病久大虛。心腎不交。徹夜無寐。耳鳴心悸。有時無人處。目中忽見人形。無聲處耳中忽聞叫人聲。是心無主宰。神志散越不收。乃虛脫之象也。勉擬何人飲。何首烏、熟地、人參。內經云。陽不交陰。故目不瞑。治之奈何。飲以半夏秫米湯。加以礞

陰陽虛

三十

茯神、大棗仁、遠志肉、石決明。

凡病久病人自言口內發澀苦味，此胃腑已敗，所以變其常味，以與平常之味相反，不治之症。如老年病久口內發澀更不治。

凡傷寒症用氣物藥少則反粘滯，多則反佳。

凡開肺嗽痛用半夏小藥有效，多則不效

凡五臟為陰。六腑為陽。背為陽。腹為陰。陽中之陽心也。陽中之陰肺也。陰中之陰腎也。陰中之陽肝也。陰中之至陰脾也。

陰陽虛

垂

四紅症

凡一切紅症。上則鼻。衄。咯。血。下則腸。紅。淋。血。並皆心痛脈弱，宜擇用。經云：陽絡傷則血上溢，陰絡傷則血下溢。用黃連阿膠雞子黃湯：真川連、杜蒲、阿膠、大原生地、牡丹皮、黑山梔、赤白芍、側柏炭、槐米炭、地榆炭，加雞子黃二枚。

四紅症

三十二

小句頂
為批記

吐血

吐血歌

吐血須用東丹地。茜草牛膝旱蓮地
槿花紫苑川貝末　山梔茅根藕汁送
鮮生地須用手自打爛　或紫苑茸或玄
寶珠山梔炭、玄紫苑茸、加皮元參、秋
石粉、另以鹹能下降火、生敲九孔石決
明母、青黛、用拌生精花再、摩參三七片、若一
吐血陽胃腑須的另摩暹羅犀角尖汁

吐血

三十三

不另吃童便一碗，取其降火。又鮮生地汁、藕汁、茅根汁。

凡吐血病復發，須用童便為引藥，以及鮮生地汁、茅根肉汁、藕汁一盞。

葛可久十藥神書治吐血第一方用十灰散：大薊灰、小薊灰、側柏灰、血餘灰。第二方用花蕊石散三合，童便服，能化血為水。然不可常用。第三用白鳳膏，白鳳即是鳳頭白鴨。即是牡丹頭白鴨。要烏嘴烏腳者，雖兄弟之方用獨參湯補元，能生血。

凡咳血經久不止者，是營傷大亡矣。但營虛必生內熱，水虧不能滴澆，肝木遂令肝陽之火上亢，莫制，所以木火刑金，為欬嗆頻頻，甚其肺絡受戕，不言可知矣。咳血鮮紅浮於外，而上嘔從上逆，肺胃而

吐血

三十四

出咳血凝紫沉於肉之下，乃從下焦肝腎而出，其病勢更重矣。若浸淫如脯肉之狀。其脈瘀亦知矣。

吐

血：犀角地黄湯，參三七；不應，用大黄沂、桃仁、紅花、蘇木、降香、歸尚，摩冲參三七。

又治傷血吐血，用童便磨墨。

犀角汁用童便磨，治鼻吐血之胃，加鮮生地黄、丹皮、炒山梔三、旱蓮三、茜草三、茅

根末、牛膝三、桑皮三、川貝母、秋石末

素有吐血者◯其人面色青晄白，若血色◯

凡吐血症，以致欬血，以肺肉黃，梔紅色，又以粉紅蜆，此肺傷重症，莫不治，若瘦息以懷，脇胸痛，乃肺癰也。

凡大欬血，肺敗肉熱，欬嗆，須用景岳玉女煎，與喻嘉言清燥救肺湯，鮮枇叶、枇杷葉、竹葉、鮮生地、蔗汁、燒石羔、知母、牛膝

吐血

三十五

小便出血以目赤作如珍旱蓮待汁血
四頭減甚退脈數忽以鮮柳換二原生
柳再加洋參麥冬洋不斜毛粉

凡

吐血鼻衄火外足深須用鹽附子研
黃水用口中津液舌嚥合打爛如泥敷
於兩足心湧泉穴處外用布纏縛待乾
乾再用之亦可以引火歸原名之曰引
火□歸原

葛可久十藥神書第一方，用甲字十灰散

大薊灰　小薊灰、側柏叶、鮮荷叶

茅草根　茜草根　牡丹皮　黑山梔

棕櫚　大黃　共十味，用各等分，炒灰存

性研細末，每服五錢，用鮮生切藕、淡秋石

末、　茅根肉五、　藕汁一盞、鮮生切藕

煎，湯送下。另服參三七末，治癆血紫

色，如不應手吐血成盞，用乙字花蕊石

吐血　　三十六

散　三花蕊石研細三字其性能化血為水　吐血鮮生切不多藥
也　吐血之胃手足冷用塩附子亦一童作口津調和敷於湧泉穴此引火下行之法
以
治　吐血方大抵經之血頗效何　春萱花須萱去第一
葉俟乾研末煎湯頻飲即止并可除一根
如無花即用葉抽去筋俟乾煎湯服之

方

吐血

三十七

當時不發
須與教小

牙宣血

閩一秘方，用雄黄牛糞炙灰入冰片少許，治牙宣血溢不止。其末以藥吹於牙齦處，其牙齦湧溢即止。雄黄牛糞即是雄黄牛糞炙灰，取其黑能止血，又取其上部以下部糞治之，冰片少許取其涼血降火。既以治牙宣血之驗。

牙齦方，用冰片入于螃內，淋水漱口。又用

牙宣血

三十八

景岳老人玉女煎，治

牙宣脈緊，坎水虧于下，離火亢於上，冬天

牙縫出血，此為陰不藏陽。

牙血不止，用東丹、寒水石為末，搽於患處即止

鼻淵俗名腦漏

鼻衄 附鼻淵

凡大鼻衄，安可無度，傾盆盈盞，由於勞傷真氣不足，陽明內火有餘，治法有三，若太陽胃之際，急犀角地黃湯以清心，甚之甚，即磨冲犀角尖、鮮生地、藕、牡丹皮，或自消也，又景岳老人玉女煎以清陽明有餘之火，即蔗汁、焙石羔、知母，只准牛膝之鮮生地打碎，加女貞子三

鼻衄 附鼻淵

墨旱蓮三 名曰二至丸 法加黑山梔 石決明 淡秋石半 淡元參 牛七 丹皮 茅根 胸悶 大竹葉芯 若在陽明未至大便五六日未可急用釜底抽薪法湯下之火以折其上騰之威 以錦紋三 元明粉 炒只實 姜汁半 若陽明已下須用毓陰潛陽法即壯水制火法宗大補陰丸法是大生地 龜腹版五 川黃柏末 肥知

出多，豬脊筋一條，五寸長，加丹皮、石決明、
二至丸、洋參、阿膠、
胆移熱於腦而為鼻淵，鼻淵者濁涕不止
以
鼻淵方，用豬膽汁一杯，候溫沖服，或開水送沖
亦可。

鼻衄附鼻淵

四

鼻衂
又用湿帋貼鼻孔上
又用黑山枝塞鼻孔

鼻衂

凡出鼻衂，先用人乳注於鼻孔内，繼用螺螄乙个，剪去屁股，塞於鼻孔内，此方甚灵。螺螄之性寒而縮，人乳之性血見即止。

凡大鼻衂成盆盈盞，用玉女煎、鮮生地、石羔、牛膝、丹皮、山梔、墨旱蓮。若大便不行者，須加大黃三、，待其大便通，其鼻衂必止。

收濇鼻血：藕節、血竭、金墨、好真旱蓮。

鼻衂

四十

口糜

凡屬口糜，內經謂肺移熱于大腸，上謂口糜。須用清涼飲，甚以真金汁一杯、金銀花三錢、生以速寧、大貝三錢、元參三錢、人中白少許、天竺黃、才牡丹皮，加野薔薇露漱口。又洋參、黃連、阿膠湯。又用飛青黛少許。又珠黃散，可吃可吹。珠粉、犀角。又黃連、阿膠雞子黃湯。凡口糜與小兒雪口瘡相似。

口糜

四五

又大竹菜卅[?]

凡起口糜莫妙於用金銀花三上〻真川連六分、野薔薇露時當漱口灌嘴。又可吃薔薇露一二兩，加土貝母三錢、連喬三錢、杏仁三錢、花粉、知母、元參三、人中白五、天竺黃才。

切記〻〻：凡起口糜延至上腭由於胃。熱。薰蒸。且。可糜毒須用真川連七分、金銀花三

淡元參三錢、人中白末、以清其毒。又用野
薔薇露半盞漱口灌嘴，又須用珠黃散加
青黛散、濂珠粉三分研細、真犀黃、下梅花冰片
壹厘、人中白三分、青黛三分，吹於喉間上腭處。
又鮮竹瀝兩化痰

凡口糜從胃脘中生出來，延至舌底上腭，
以及口糜延至兩唇之內，況口糜有毒，
胃津犯涸有其毒，須用真川雅黃連等

口糜

四十三

金銀花三錢 洋元參三錢 人中白一錢 或洋秋石一錢 上貝母三錢 或川貝母三錢 生洋參一錢 鮮石斛七分 野薔薇露半 時含漱口 或加天花粉 肥知母一錢半 或加鮮竹瀝一盃 珠粉 犀黃

切記凡口糜須用珠黃散吹喉 珠粉二分 用真犀黃五厘 梅花冰片七厘 人中白三分 四味研細吹喉 切用硼砂 硃砂

凡
時疫後口糜以及痢疾後起口糜須用
黃連阿膠雞子黃湯加金銀花三錢元
參三 人中白末生甘草五分或用甘桔人
中黃五分嫩蘆梗末然痢疾起口糜胃家
濕液已涸從咽管生至上腭唇內不治
又用野薔薇露時嘗漱口又用青蛤散
每、卯如飛青黛五分拌蛤殼每、又口糜有
毒、須用真川連七分五分生切片切用姜汁炒
口糜 四十四

騾皮膠五 蛤粉拌炒成珠 鷄子黄二枚 同
圖滚去鷄子麦冬 銀花三 沙元參三 人
中白半 生甘草八分 甘常人中黄八分 土
貝母三 水飛青黛五分 拌蛤殼四 大竹叶
蕤绿萼梅花瓣三 以上清凉解毒 绿萼
梅清凉平肝火
内经云、小腸移热於大腸傷腸不便 上為
口糜。以連、銀花、元參、人中白、金石斛

喉

音啞

音啞譬如金空則鳴金破碎則無声是肺金已戕切虚壺中無物不無声即肺中無瘦是也虚寔

開音葯

蓋衣一名苗目 七箇 或示 敗叫子二分 凤凰衣 切分 蝉衣小分 鼠粘子三 馬兜鈴蜜炙 切 玉蝴蝶子焙 平肝開音

音啞

四十五

眼

紅眼精眼藥秘方。羊膽十枚取汁，蜂蜜兩
雞仁霜去油研、牙硼砂研細三分、當門子研三厘。陽湯燉燒
和成，敷於眼角、眼瞼處精。火眼宜，火眼
均可。羊苦胆取百斷之精，白蜂蜜取百
花之精，硼砂、雞仁去翳障，當門子利竅。
當門子即麝香也。
凡目赤暮明，肝火上亢，紅腫且痛，須用羚

眼

四十六

羊角 黄連 枣皮 丹皮 杭甘菊 石决

風火紅眼方 元明粉五 冬桑叶钱 赤小

荳廿粒 甘菊花钱 赤芍 木蝉衣三分 薄荷八分

加食鹽七分 煎湯薰洗

目疾藥用密蒙花三 草决明钱 [illegible][illegible]珠二分

晚蚕沙三 木賊草三 炒决明钱 甘菊花

又 夜明砂 石决明 空青 蔓菁子

青葙子 决明子

氣沖哮喘

痰喘。舌白班膩。脉沉细。不能服補藥。不得已用六君子加薑汁竹瀝

痰喘病。舌光。脉細。用都氣法、金水六君法

氣喘苔變。脉细舌淨。人參蛤蚧散、熟地、坎氣。

氣喘多痰。脉硬舌膩。麻黃、葶藶、竹瀝

哮喘舌白形寒。華蓋散、定喘湯、大青龍化已

氣沖哮喘

四十七

也小青龍未化也蘇子降氣湯三子湯
金沸草散二陳湯旋覆代赭湯三拗湯
麻黄湯也痰苓桂朮甘湯葶藶不得已
用補然加膠不及六君法
痰喘汗多壯也便泄脈數大舌黄白厚湯
加竹瀝
痰喘汗多壯也便泄脈細舌光六君子湯
喘病一是痰声如鋸一是頭汗如雨一是

虛喘症脈
實喘症脈

尺脈出息一足聲啞如鴨鳴。
頭汗。氣促。脈細、肢冷、為陽脫亦死最速一
切忌庸山醫不治
喘病須要分明虛喘實喘虛喘脈細、汗多
呼吸之氣短促生脈散實喘脈緊、無汗
呼吸之氣粗長麻黃湯麻黃開肺發汗
治實喘宜喘。肺氣閉加、痰飲阻加虛喘
肺氣失守加、腎氣失藏加勉攝生脈散
氣沖哮喘

四六

都氣丸

痰阻於肺氣促，食阻中宮氣促，其陽上逆
氣促，元虛不攝氣促
氣喘，氣愈弱何物不恐
呼吸愈促，上下交損，先以兩天俱憊，何物
而不恐，勉擬異功散加石斛、袁芽、萹蓄、淮
藥、杏仁、白芍

任蘊支[illegible]任二以
肥胖痰喘病，脈弦硬搏

指甚情。以致脈沉細。喘脫而死。
除秋露年以旬。炯悴形瘦。素有瘦喘。使然。
便下純血。糞孔結。瘦喘汗如洋。參旋瘥。
代赭湯合蘇子降氣湯治之而愈。
呼吸氣促。此腎元虛甚。根不能藏於元海。
一方用甘露叶包荳腐。炙灰存。研細。常服
二三錢。治氣冲甚數。和神。
虛喘氣声短促。脈細以亟。頭汗如雨。亦脫
氣冲哮喘
四十九

立傾刻間可勉摻生脈散人參麥冬等

五味，加牡蠣、白芍、甘草、茯神、耶罵救味

實而已矣

定喘〇氣聲粗，毛脈弦，用麻黄爲君，定喘湯

凡降氣化痰，蘇子降氣湯、三子養親湯、二

陳湯、旋覆代赭湯

凡痰喘須用竹瀝、珠粉、犀黄、風化硝等

天竹黄、牛胆星、牙白毛化州陳皮、牛半

又，葶藶子末

若虚喘，脉細汗多，可用人參、黄芪、五味子、杏子、坎炁一條、蛤蚧尾一對、青鉛、牡蠣末

生脉散

虚喘有痰，不能用熟地、五味，恐膩隔胸向

虚喘無痰，可用熟地、五味、牡蠣、都炁丸煎

又六君法

虚喘，熟地、五味、牡蠣，納氣為主，加坎炁一條

氣冲哮喘

五十

青鉛半

定喘麻黄為主

腎虚痰喘脉沉細頭汗如雨脫在目前勉擬進外六君丸都氣丸

定喘湯治肺寒嗽喘痰多背惡寒而起忌用也

凡晚年欬喘痰喘甚則頻頻噫噯乃肺傷受冒迄今無力咳痰無力吸烟由於正

氣大虧，中無柢柱，葯力难挽天机。勉擬以盡人事。

凡脾为生痰之源，肺为貯痰之器；恙喘不能平卧，於是氣因痰阻，痰在氣外，故痰喘緊加

氣冲痰哮喘

五十一

哮喘

凡宿哮感受邪必發。若嚴寒時。大人鼻巔頂常黑。色大人面部有紫黑塊如血凝氣阻之象加蓋血內寒則凝得温則行。須用麻黄湯去麻黄五去節以桂枝才苦杏仁三生甘草加二陳湯三子養親湯定喘湯以開肺發汗化痰

哮喘

五十二

虐

呃忒

呃忒起病。乃胃虛肝木犯胃。氣失下降。不足食滯着時邪。呃忒犯因嗜怒。即素有肝氣。肝氣冲逆犯胃故如

左金丸。旋覆代赭石。青皮。蘇子。白芍。丁香。沉香。刀豆。柿蒂。幾日來時有呃逆。因之穀氣而胃虛中空。肝陽冲突上胃肆虐

胃　虐

呃忒

五十三

耳

凡呃忒病，莫妙於旋覆代赭湯加公丁香直十只，孔柿蒂廿個，刀豆子一隻，切片炒。若呃忒由食滯，用四磨飲；若虛加人參二錢湯。若氣阻，加生鐵落再。

呃忒或食或痰或肝氣犯胃甚多，而胃火或胃氣不清、或胃火上冲。

呃忒，或有火，或痰飲，或食宿，或肝氣犯胃甚多，而胃火上冲者少。

月裡小兒最易呃忒，一吃乳汁便可知。

病人胃虛呃忒甚多而食清呃忒頻少
若傷寒呃忒須老姜揀舌黃姜須用人
參旋覆代赭湯丁香柿蒂湯
時邪呃忒甚不揚脉軟舌白便泄發厥嘔瘕
呃忒兩肺者其一法用牛蒡紫菀桔子杏
佐以朴、陳皮姜夏
呃忒順氣者其一法用木香以朴、只壳、鬱金
呃忒一由中氣大虛胃不下降之權脾宜

呃忒

五十四

虐

公丁香刀豆不用亦效而用亦效柿蒂不用亦效而用偶效

呃

升胃宜降

呃忒一由肝氣犯胃因之穀氣而胃虛中空ゝ故肝陽上冒肆虐此人必素有肝氣故每ゝ痞塊上攻而作呃忒脈象左手兼弦治法宜平肝和胃旋覆代赭丁香柿蒂刀豆子條及薑皮沉香壽臺白芍瓦楞子加楠叶生薑呃忒一由肺氣失降胃氣上逆故每ゝ致嗆而作呃忒脈

象見浮數宜用旋覆代赭丁香柿蒂刀豆子、陳皮、姜皮、沉香、鬱金、瓦楞子、玄白芍、加半夏、桑皮、蘇子、杏仁、紫菀,即療呃之象

呃忒一由中氣大虛脈軟宜用六君歸脾加旋覆代赭丁香柿蒂刀豆子、沉香之類

呃忒一由腎氣不攝脈細舌光宜用金匱腎氣附子、都氣加靈磁石、白芍、牡蠣之類

呃忒

五十五

呃忒一由食漬阻遏中宮胃氣不得下降
舌根必膩脉緊腹痞拒按。輕則四磨飲
重則承氣丸

凡呃忒男人多女人絕少大約女人若結
嚨其氣上升若出析阻隔抑即可噯氣
而若呃忒也

呃忒為中虛胃弱而肝木上乘也者多
呃忒與臍跳須要留心不治之症

实呃因停食於中宫，胃氣不得下降，以致
上逆，氣上逆為呃忒。必脉緊舌垢，初病
為按以
呃忒為胃敗，則中虛中虛莖底柱，
傷寒危類之呃忒。一定食積阻於中宮胃
氣不得下降病之呃。今提起胃氣。不得
下降。以致上逆為呃。須用涼膈散。
凡呃忒類之。由於肝木上行犯胃。須用の

呃忒

五十六

磨飲、旋覆代赭湯、栢皮竹茹湯、丁香柿蒂湯，加刀豆子、半切片，加碁子、青鉛亦生鐵落、砂、仝煎，用金器一具仝煎。

凡呃忒須用金箔一錢或二錢含於口內，仝四磨飲。噎下，蓋呃忒由於肝木上逆犯胃，胃氣不順下降使然，取伏金能尅木之意。呃忒由於食滯痰阻，胃氣不順下降，須用四磨飲、人參旋覆代赭湯、丁香柿

蒂湯加刀豆子生炒切片橘皮竹茹湯
加姜半夏加金器具合並或青鉛亦又
鄉間白螺螄殼亦生鉄蒸亦合並
元
時疫呃忒病疾呃忒旋覆代赭湯橘皮
竹茹湯丁香柿蒂湯加刀豆子生又箸
栖廿了退生鉄蒸半
元
呃忒肝木上逆犯胃之氣不由下降須
用旋覆代赭湯或去人參橘皮竹茹湯
呃忒

五十七

二陳湯又用加唐飯

咳嗆 附虛勞

凡久嗽大便溏泄，此肺損及脾，所謂上損及下。虛勞末傳矣，勉擬培土生金法，以脾當生金之能，肺當扶土之力。若初病肺金積瘦，脾土積濕，不是上欬下溏，宜化痰化濕二陳湯、三子養親湯。若虛勞久嗽便泄，治於培土生金法，所謂脾土初留生金之能，而肺金勢當扶土之力。

咳嗆附虛勞

五十八

宗異攻散或加參鬚半野於朮半東白
芍各、真川貝母各甜杏仁三錢囫圇勿研
參朮補炒橘紅又六君子湯去半夏加
真川貝母去核及加橘紅半
凡
欬嗆痰如生小粉漿與明亮色乃強逼
肺家滯痰可出不治之症如毋庸議方
帖
三和秘製肺露用豬肺乙个不落水斬切
爛如泥漿用甘桔薦湯、生甘草粉再

苦桔梗末一两、取其載药上浮，蒿茹末一两、
加象貝粉一两、巴旦杏仁末一两、炙冬花一两
晒乾枇杷葉一两去毛、打做枇杷叶膏、合
豬肺拌和調匀做三小次敷於花露甑
上吊露每日空心服肺露一兩杯，治
知。血久嗆不效，况以肺補肺，又輕清上
浮於肺，取絪縕之氣，以霧露之氣上承
於肺。如余想肺与大腸為表裡，清氣与

咳嗆附要方

五十九

精氣上承於肺，而胃氣與陰濁下入大腸，其湯水滲入膀胱為溺，女人為經，其津液與粥飯並闌門，在小腸而從下口以及命門，從變化為津液，上承於肺，肺者相傅之官，能輸精施布，然後充養肌膚，灌溉皮毛。

勞病欬嗽，痰吐如米粥者可治，吐血如梔花色者可治，痰吐如生豬膽者不治，吐血沒紅如肺內者不治。左肺葉傷不能左眠，左不治。右肺葉傷不能側右眠，左不治。

治肺癰，痰臭如膿，脇痛脈數，不甚，用千金葦莖湯

虛勞嗽喀失血大傷，便泄傷於上，損及下，肺損及脾，補脾為先，以脾土下生金之能，肺經無扶土之力，用異攻散加減人參

六十

咳嗆附虛勞

北沙參野於术茯神甘草白芍山藥扁豆橘白霍斛川貝杏仁勿研米仁穀芽燕窩屑故古人以治肺不應當以胃藥和之此言的確若上欬下泄肺脾全病補土為主脾土旺生金之能肺金旺扶土之力

勞

病久欬肉削無風邪外感脈芤數無力用瀉白散清泄肺金藥無效須用西洋

参、北沙参、孩兒参、玉竹、桑、覓麦冬、淡天
冬、北五味、阿膠、生地、天麦冬、南北沙
参、东洋参、西洋参、北沙参、南沙参、东西
南北口洋参俱全加玉竹五味、川貝、杏
仁、阿膠、生甘草（若音啞加鳳凰衣，若勞阿膠）、玉蝴蝶、（百張）即是千張紙
敗叫子、笛目芦、衣鳳凰、鳳凰衣、若內熱加十
大功勞叶（二十張）、若口糜用薔薇露
余常見治勞怯未傳、大肉削脫、上咳下瀉

咳嗆 附 虛勞

六壬

用四君異功散此醫家之高見識也參朮、神麯、橘白、乳霍斛、谷芽、扁豆、山藥、米仁、白芍、燕窩屑此方不溫不涼不補膩傷脾不剛燥傷肺專以養胃為主

傷

傷風犯肺欬嗆前胡、桑叶、丹皮、荊芥、紫菀、海蛤殼亦瓦楞子亦、冬瓜子三枇杷叶

三帖象貝、杏仁、蘇子、橘紅、海石、茯神。若痰多加甜葶藶、竹瀝。若寒甚，加淡豆豉、淡

芩、青蒿、桔梗、甘艸、牛蒡、紫菀茸、款冬花、

苦嗆不除用甘桔梗薄荷湯（生甘艸、甘桔梗、薄荷葉）

虛勞款血最忌肺弃身體灼熱

虛勞傷肺腎之後最忌傷脾便泄

虛勞上款下瀉用蜂葯礙肺用異功散最

妙、人參、於沙參、於尤用人乳浸一宿內

妙茯神、甘艸、玉竹、山葯、補白朮、霍斛、藕

豆、白芍、穀芽、糯稻根鬚、此方醫家之高

款嗆附虛勞

六十二

見（識）如百合以貝若用杏仁須内炒黄勿
研補[illegible]後藥礙脾

古人云吐血不死〻於欬嗆又云治肺不
應當以胃藥和之用異功散是培土生
金法

虛勞欬嗆吐血燥音嘶痒此火尅金病
勞病上欬下血下趨肛處流脂名曰天穿
地漏

久咳咯血，大便泄瀉，名曰肺損及脾，又曰
勞怯未傳
肺閉發喘，氣粗而長，脉有力者，麻黄七分、以
及定喘湯、華蓋散、小青龍湯、三子養親
湯，蘇子降氣湯、旋覆代赭湯
凡哮病，農夫人最多，究屬受風寒，並之冷
兩淋背心，
凡欬嗆吐血，脉數均速，此肺腎兩亡，而危

欬嗆附虛勞

六十三

火上射形（刑）魄肺經若加大便泄瀉此肺損及脾不治不得已用異功散加以石斛、谷芽、山藥、扁豆

凡中虛痰飲咳嗽用仲景苓桂朮甘湯最靈。待愈後以都氣丸治氣喘至效又八仙長壽丸即六味丸加寸麥冬、五味治久嗽愈以可服

欬

傷肺藏、並傷腎陰久嗆復起均並。是肺

腎先天已損矣。

勞瘵欬嗆均甚是肺腎先天納少便溏是
脾胃後天

欬嗆無汗麻黃症已具但脉素浮細無力
斷不可投麻黃汗之必喘脫須脉轉有力

欬嗆連腹脇雪羹湯為藥即海蜇與地栗

黎里查家巧、嫗年四十久病脉細如絲舌
光如鏡形瘦如豺、因甚以咯腹痛泄瀉

欬嗆將變勞

六十四

補少此肝腎之陰既脾胃之陽弱若用陰藥涼藥則礙膈痛便泄若用温藥燥陰藥則礙舌光而且古人云陰陽並長當以胃藥和之用異功散加味洋人參於术茯神楂白芍炒加化霍斛麥芽扁豆淮山藥白芍米仁燕窩根此方極可

去實法最靈

翁龔年小甸○素薛椿蕃○分五晝經夜劉○舌

光脈細。咽痛音啞。人參白虎湯不效。投生脈散，加生地、白芍、茯神、棗仁、花粉、知母、蘆汁而愈。傷汗多，復脈湯以桂枝、白芍和營衛而止。汗仍出甚，人參白虎湯

玉女煎

素有哮喘，吞女人頭毛，煮糟粕膿

葶藶瀉肺湯，治肺癰初起。

白虎湯，治肺癰脈數大。

欬喘 附愛芳

六五

清燥救肺湯治肺虛欬喘口渴方並脈來大○

葶藶散與定喘湯治哮喘痰飲○喉間々有聲焉

鷄聲甚效若久喘脈細不可用麻黃○

三拗湯麻黃杏仁甘草

三子養親湯蘿蔔子白芥子又麻杏

石甘湯

白冰糖一斤、甜杏仁八兩、研如泥去衣尖○生白果半斤去衣殼研如泥。冰糖烊如水，和。入杏仁泥、白果漿收膏，治久嗆久哮甚效如神。川貝、知母、胡桃肉，共研爛，再加入亦可。

經傳五月孤乳，日癯，兩足肉削，脈數乾欬，此屬虛勞而亂。

切記切記：凡吐血欬嗆，肺家感受風邪。而起者甚多，大忌用生脈散，臺人參、覓麥冬。

欬嗆 附要方

六六

北五味、大生地、阿膠以收斂其肺，以滋補其肺，使肺家風熱無出路，致久必成勞怯，哀哉。每逢吐血咳嗽，第一法泄肺經風熱，以及清降、清肅、清營、清潤、理肺和胃。

凡用金沸草散治風寒犯肺咳嗆頭痛。湯頭歌訣云：

金沸草散前胡辛，半夏荊甘赤茯苓

白前 桔梗三、金沸草錢、北細辛七分、治頭痛
形寒欬嗽 荊芥錢 防風錢 陳皮錢 半
夏錢 赤茯苓三、生甘草錢
凡嗽痰與欬嗽○用麻黄霎與桑白皮三 桔
炒○華蓋散三
凡嗽痰黃便泄用光杏仁三、或寫炒杏仁
或寫苦杏仁勿研、研則便泄更甚○
凡欬嗽表寒宜○寫表寒杏仁三○
欬嗽術要勞

六十七

仲景小建中湯治
虛勞為主方

勞病

凡勞病欬嗆瘦弱粉紅色如打爛肺肉之狀。此肺金大傷不治之症

凡久嗆勞病貢托者可用北沙參玉竹麦冬阿膠。若欬嗆病愈除燕菜一毫欬嗆左。不用北沙參玉竹麦冬阿膠以保其肺。再加西洋參大生地天冬再用西洋魚參之北沙參孩兒參全生熟地天麦

勞病

卅八

冬並用

凡勞病。逢夏令肝陽上亢之火。最易耗津液，長夏酷暑之火最易傷元氣，於

勞病十死於火令非冬

是夾裡夾五志之火內熾，在表者酷暑之熱外侵，內經所謂一水不能勝二火是也。以內外交蒸，外內熾多，將熇熇不可救藥

咽

凡患勞欬嗆音啞，喉痛，用豬膏白蜜白粉湯，備究論少陰篇。喉痛喉痺音嘶，又錢

仲陽補肺阿膠湯。合用。加川貝、甜杏仁、
桔梗去蘆五分材
凡虛勞咽、乾、音啞嘶痛、喉痺，用猪膏、白蜜、
白粉湯久服可功。吃一個月用鮮猪膏
熬油煉熟，白蜜代糖，用炒熟白糯米磨
粉一合和入白蜜膏油滾水沖服。又炒
米粉，每日空心服一盞，引子藥加鮮猪
膏，可括去膩油切細如泥，加煉熟白
勞病　卒九

蜜丸 治咽氣喉癬、嗆音嘶痛

凡勞瘵病，欬○嗆○失○血○最忌肝氣灼熱尅肺傷腎涸

凡失血欬嗆，以打膏滋方：洋黨參九錢、生地

加各貝、南北沙參台錢、天麦门冬各錢、整玉竹、桑錢、巴旦杏仁錢、蜜炙枇杷叶

燕用杜煎阿膠錢溶化收膏，真川貝粉每冷水調羹收於膏內

凡虛勞欬嗽。最忌肺熱灼甚，北虜真係告竭於內，孤陽除越於外，肺金枯涸而肯納補

三參飲：用西洋參　錢，北沙參三錢，孩兒參三錢，即珠兒參，即太子參，如加細生地，炙鱉甲，鱉甲，竹茹，即萎蕤三錢，麥冬三錢，加真川貝母，巴旦杏仁，十大功勞，冬蟲夏草

治勞病久嗽失血用也

凡虛勞病。又百日勞。大忌犬肉，剃脫。六脈負

勞病

七十

調和者不治又勞病最忌脈數而芤又

勞病燥音用十大功勞叶平十大功勞

露又性二和肺露以貝甜杏仁花粉

元勞病燥音須用玉蝴蝶一錢五分或一日一帖或二日一帖芦

衣三錢九分鳳凰衣一錢蟬衣七分蠶衣馬兜鈴分

蠶衣枇杷叶二錢鼠粘子三炙粟殼三以

貝母杏仁三十大功勞三冬蟲夏草三

洋參、北沙參三才湯知母貝母生甦二

地、天麦二冬、玉竹条三、西洋参、北沙参
孩兒参 大生地 明天麻 青黛拌海蛤蜊
殼
又海粉三 又、補肺阿膠湯 清燥救肺湯
又八仙長寿丸

嘉善南大通橋赴診 黄和均 年卅歲 夏初
失血秋間咳血復發 至冬初 欬嗆痰粘
頻多 都是白沫 皆肺家津液所化 痰沫
劳病 廿二

未聞治好何以
設法

愈多形肉愈瘦上則欬嗆嗽瘖燥音不
則肛漏流脂加以左肺叶偏不能側於
左眠脉数弦而夜脉形身瘦更甚舌色
带乳其時大便不經溏泄此肺金腎水
已虧適乎水涸金枯前用三才湯西洋
参大原生地明天麻加真川貝甜杏仁
人乳拌茯神乾霍斛天花粉蛤壳海石
桐絲並瓜絡加十大功勞三冬蟲夏草

三、玉蝴蝶子收

蓋在咳、繼收越診。上則頰嗆痰沫、疼痛、哽咽、痛爍、音不亮，下則肛漏流脂，加以大便泄瀉，脈來至夜更甚，舌乾少津，近乎氣喘，頭汗如油，嗌枯，土敗，上損及下，肺損及脾，勞怯未傳矣。藥力難挽天機，勉擬以盡人事，姑人幸艾。投補不能，勉擬人參蛤蚧散、保肺散、異功散、錢仲陽補肺阿膠湯，去牛蒡子，加

勞病　卅二

熟地杜蠣細選歸腎臺人參半另煎蛤蚧尾

一對去頭足覓麥冬三硃拌杜五味子研細北沙參三

肥玉竹三杜蒸阿膠蛤粉炒馬兜鈴蜜炙野一柃

潛朮另雲茯神三淮慶山藥三化州一橘

紅才九蒸大熟地砂仁拌炒沉香煅牡蠣再尔

白芍醋炒三炙甘草去心燕窩肺露

閩得嘉善蔡和均翁咳吐生脈散罔效

立春前死

凡勞病欬嗽，脉來由也。須用四汁飲，梨汁、藕汁、甘蔗汁、人乳汁各用一酒杯，燉溫另服。若吐血，脉來因甚，再加鮮生地汁一酒杯，合四汁飲。

凡勞病將死之際，發氣急、白痰甚多。

凡看勞病，犯實欬久失血，形瘦、納減、脉來均甚，須用此方。若大便泄瀉，肺損及脾，用異功散，培土生金法。　西洋人參錢

勞病　七十三

整玉竹參三 真川貝母卩 搗碎炒橘紅
米、南北沙參各三、天麥門冬各三、巴旦
杏仁三、人乳拌蒸神半、三才湯○真猴兒
參三、青黛拌蛤殼每蜜炙桑白皮三、湖
牡丹皮少 加蜜炙枇杷叶 刷去毛 三錢、十大功勞
三、冬蟲夏草三 玉蝴蝶 五錢
凡着勞病在宜上則欬嗽失血下則大便
泄瀉、此肺損及脾、即是上損及下、不治

之症，宜異功散，以培土生金法。

黄芪（鹽水炒）人參鬚 二錢 北沙參 三錢 雲茯神 三錢 廣橘紅 一錢

野於潛朮（土炒）錢半 鮮竹茹 三錢 淮山藥（炒）三錢 炙甘草 五分

乳蒸解 三錢 覓麥冬（去心）三錢 白扁豆 三錢 炒米仁 三錢

真川貝母（去心研）錢半 東白芍 錢半 北米芽 三錢 燕窩 一錢

已

均也。經久骨蒸潮熱，須用青骨散煎丸

散。天花粉、

青骨散用銀柴胡 胡連 秦艽 鱉甲 等

勞病 七十四

地骨青蒿知母萃　骨蒸勞熱保嬰寶
元杞實勞病用三才湯洋參沙參孩兒
參玉竹麥冬川貝杏仁人參參鬚始克
海石十大功勞冬蟲夏草

痞塊

凡痞塊直犯胃脘、按之堅硬、如石、須用少塵飲以及雪羹湯勿用過方亦可又二陳湯化肝煎、香砂枳朮丸、枳實消痞丸

凡痞塊須用生白朮、又太黃子、又去鱉甲末、荊三稜三蓬莪蒁三。

凡三瘧成起癖用鱉甲煎丸、廿一粒、每日服三服用水送下

又用三甲飲、即是龜脊甲七十、鱉脊甲等

痞塊

七十五

穿山甲卷

遺精泄

凡老年人陽盛慾。精時下遺而莖管不痛

乃腎虧精關不固心腎不交鹿角霜三兩

鎖陽一兩陽起石三巴戟肉一兩肉蓯蓉三

枸杞子三杜仲三兔絲子三沙苑蒺藜三

以蜜一兩杜仲狗脊牡蠣龍骨十全大補

丸大全鹿丸金鎖固精丸

凡腎虛夢遺滑精。不可用牛膝遠志菖蒲

遺精泄

七十六

閑箴

殷竹堂年卅歲。肺腎為子母之臟，肺金不能下降，腎水不能上承，外則陽氣勝，理不密，虛火發於喀血，則傷元精，閉不固，時有自溜上炎下乏之症，清相火以理陰也。冀腎氣原歸閉蟄封藏之本，鎮氣逆以滌痰飲，俾肺家勿失清肅下降之權。用人參旋覆代赭湯、二陳湯，以參散加

黄連、黄柏、車前子、此症切不可早用收
濇、龍骨、牡蠣、金櫻子、芡實、但濁精
不止、淫邪無去路抑且致嗜瘦飲不能露
凡夢遺之精有夢治心無夢治腎然夢中上
女人交接須加戒淫慾之念用炙桂茯
神之真、以連鬚、大棗仁之、遠志之蒼精
龍骨米、左牡蠣丹、但夢遺癖到一籍時往
之不辟走泄須防小便臨空切勿迫單

遺泄

七十七

被與衣褌又忌兩足伸直須仰臥時留
心勿起淫念如龍之盤如犬之曲兩足
-3-
能黄仲直又夢遺精用金鎖固精
丸以及龍骨牡蠣大補陰丸

白濁

凡白濁病莖管心痛一由思精不泄一由淫過下注須用上以速黍五藥青麟丸三以及導赤散八正散又真血珀屑研細三分如塵淡竹叶三泡湯送下又加海金沙三車前子三

凡嫖妓宿娼情竇開而思精不泄者往往臨溺時莖管心痛且於白濁下注溺短

白濁

七十八

不利玉莖龜頭起腫且痛

凡白濁与赤淋臨溺時莖管心痛病由宿

娼妓而得病由忍精不泄或以敗精留

竅蓋精竅不閉而溺竅不能通相挾匿

也下注是以臨溺尿管心痛切不可早

用淋藥須用導赤散与八正散須用製

錦紋三錢即大黃須用真川連萆薢之

滋陰湯三錢滑石末甘草梢茯苓萆薢生地車

细木通等待此溺出茎痛溺利然以用
金锁固精丸大补阴丸水陆二仙胶丹
即芡实金樱子
凡用八正散木通与车前扁蓄大黄滑石
研炒梢瞿麦黄栀子并加灯草痛淋溺
萆薢分清饮石菖蒲草梢竹叶益智其或
益茯苓盐汤服通心固肾溺精驱
凡用缩泉丸治小儿遗尿缩泉丸益智合
白溺
七十九

烏藥山藥糊丸便數需

舟車丸牽牛及大黄遂戟芫花又木香青皮橘皮加輕粉檳實陽水卻相當但舟車丸極猛(猛)烈用三錢治暴斷實症

凡導赤散生地与木通草梢竹葉小般攻口糜淋痛小腸火引熱全歸小便中出竹叶是淡竹叶分利小便若大竹叶除心煩

乙白濁赤淋，臨溺莖管作痛，須用八牛膝
走下，石菖蒲澗澀
凡男人慓悍，白濁赤淋濁，莖管臨溺作痛者，
淫毒不淺，須用清灵丸三，用淡竹叶三
六一散三泡湯和送，使淫毒從小便出
淋症有六種：石淋、勞淋、血淋、氣淋、膏淋、冷
淋是也。須用導赤、八正、萆薢分清諸方
主之。

白濁

八千

遺精白濁

收濇精：金櫻子 三、黃實 三、蓮鬚 〥、龍骨 〤
牡蠣 芽、海螵蛸 [illegible]、桑椹子 三、山茱萸 三
補骨脂 三

凡真血珀屑研細如塵，紫用車前子 三 泼
竹葉 三 蟋蟀化吞。治赤淋、白濁、石淋、砂
淋 淋、膏淋。宿娼嫖妓家，精實濃而忍精不
泄者，必成淋濁病，且不吸毒。若淋濁時

遺精白濁 八十一

莖管作痛小便色黄赤而澀舌苔黄膩脉弦數須用清熱分利用清靈丸三另服再用真川連七分滑石四甘草梢八分車前子三細木通才萹蓄三瞿麥三海金沙三導赤散八正散又琥珀屑五分研如塵用淡竹葉湯送下茯苓澤瀉通草石葦萆冬葵子

素以夢遺失人前忍表大說

疝

凡男人疝氣。左睪丸如鵝卵腫墜者多。右睪丸腫墜者少。經云疝雖見乎腎。其實因乎肝。由於宗筋下注。肝利氣為主。以桂枝錢、川楝子錢、小青皮錢、赤茯苓錢、舶茴五分、刺蒺藜錢、延胡索錢、花檳榔錢、橘核、澤瀉錢、荔枝核錢、生香附錢、南查炭錢、葫蘆巴錢、炙川朴錢、生老姜三片、廣鬱金錢、真柚核錢、生穀芽錢、炒米仁錢

疝　八十三

外治另用炒燙花椒末，分用布袋盛腎囊、睾丸，以收溼氣、冷氣，至明日再換炒花椒，可再盛腎囊。

七疝：寒、水、筋、血、氣、狐、癩也。疝氣見乎腎，其實因乎肝。

疝氣方：用新出鷄蛋殼炙灰，黃煮湯服，出大汗立愈。

四經七疝證之原也，所謂衝疝、狐疝、癩疝

厥疝瘕疝㿗疝㿗癃疝

疝

八十三

小便出糞

凡男子小便中出糞如屎糞小便即痛者名交腸痛因分利藥因致用紫錦紋手更劑須用補中益氣湯升清降濁法須得重用參芪加升麻柴胡

小便出糞　囊縮

八十四

囊缩

囊缩之症有二。陽症囊缩者，因熱極而缩，急下。陰症囊缩者，因寒極而缩，急温。

尿梗病

凡老年婦人小便頻數不禁。俗名尿梗病
用分利藥罔效用本恒老人補中益氣
湯。外治除濕即愈

呂璇浦老師爺小便頻數不禁且莖管心
痛。是濕熱下注。年七十九歲。用分利藥
罔效。用補中益氣湯加鹿角膠巾王鹿
角。補中益氣甚效佳。外紫參茸當歸身

尿梗病

八十五

吃三服氣喘頭汗而脫病二年初起分利可效。

凡老年中年尿梗病溺短且澀淋漓不爽膀胱擦之堅硬皆澀也阻於膀胱須用青靈丸每為朝空心服以分利萆薢滑石、車前子五苓散或老年加入滋腎丸之亦可而青靈丸之為妙也

凡女人小便頻數不禁。俗名尿梗病。頻之

小便不長內經云中氣不足溲便為之變又云膀胱氣化失常若輸化之權由於中虛氣陷須用補中益氣湯加龍骨牡蠣

尿梗病

八十六

小便不利

小便不通大痛，用清靈丸亦不效，用庚杖散，用杜牛膝，取搗爛取汁，和入麝香一分吞下，取出而下敗精。敗與溺敗合門異路，其玉莖中夾一時香夜既以精管中濁精留頓於管中，臨溺時精管經過有礙，是以莖管作痛。

婦人

小便不禁，溲脬不脱，補中益氣湯；

小便不利

八十九

燒褌散治陰陽易病男用女之用男取褌襠中布方寸許近陰處燒灰存性為於利小便

大便不行

嚴健齋ヿ吸烟十餘日不大便吃脾約麻仁丸ヿ三朝下如彈丸如黑棗子一个即愈

王雲岩吸烟二十餘日不大便服脾約麻仁丸不應以改服来軍三迖硝三以朴仁枳實三蔞仁三檳榔三速三服大便下之如黑河泥以改遂愈

凡虛辟ヿ大便秘約不行須用漂淡肉蓯蓉

大便不行

八十八

三油歸身三火麻仁半服三帖大便即
通此是脾約麻仁丸更效五仁丸柏子
仁郁李仁瓜蔞仁火麻仁杏仁

凡老年腹痛脾約自日此老年腸中滋液
枯耗以致大便約束不行須用脾約麻
仁丸三開水送下加五仁丸火麻仁郁
李仁瓜蔞仁柏子仁松子仁此老年脾
約挾積互阻宜用枳實檳榔或四磨飲

沉香烏药。

凡當臍築築動氣，按之跳躍，如穿梭之狀，而大便旬日不可妄為下宿債，而但用脾約麻仁丸三、清靈丸三內一味大黃。

凡病以大便約束不可，頂用鹽蓯蓉外、鹽能下降，且能潤腸。再用當歸子三或用油歸子三和血潤腸。再用脾約麻仁丸三開水送下。常服黑芝麻餅粉亦尤妙。

大便不行

八十九

凡病收大便約束不行由於腸中滯液枯槁須用塩蓯蓉生潤腸油歸身三和血潤或用生歸身三以及火麻仁栢子仁郁李仁瓜蔞仁

凡病不大便乃傷寒化熱之症用鮮〻檯香橄欖打汁服若無橄欖用核磨冲亦可立效如神

凡肝氣不大便用更衣丸三為妙病後

不大便腸中津液枯槁用脾約麻仁丸
三傷寒症不大便此熱邪蘊結用涼膈
散每或半勺色另煎另服煎之五沸服
服多煎過性老年癃閉不大便用半硫
丸本或數分加不不用多因廿中也硝黃加
便則了而不了者血虛加麥至圓而不便
者氣虛加

大便不行

九十

小兒科

生黝

凡小兒屁股上生木黝色紅暈小兒臀上
生紅色黝後胥常木須急用鳳凰油敷
之即愈如仙丹用乳緒蛋黄十个熬油
一蛤蜊敷於黝上即愈緒子廿枚熬油

柔

凡小兒未滿週歲嫩薄之肌膚表邪易感
嬌柔之臟腑裡病難清

手磨

凡見休家角闻趙星石推驚先生言及秘

小兒科

九十一

方甚灵，是馬牙疳以及小兒牙疳，急用狗屎中肉骨頭，瓦上炙，研至極細，再用冰片少许和入骨粉内，吹於疳處，驟然見效如神。狗屎中淘出肉骨頭，炙脆存性，研细吹疳處。

疳膨

凡小兒疳膨食積，往往疳目受傷，眼精上翳障，以及疳眼雀盲，至夜不見物，以及翳障遮瞳，袖急用威灵仙、望、滑石粉每

用活雄鷄肺連心弔不落水令灵仙滑石煮湯吃五服小兒亟目翳障漸退而

腹膨不松

疳膨

鷄屎醴法用雄鷄屎矢乃炒焦用陈酒一碗煎至小半碗濾去渣五更時空心服則腹鳴至辰巳時行二三次黑水次日又有绉紋又飲一次其腹膨漸寬縐至膝上而愈治小兒疳膨食積中滿足浮甚效

小兒科

九十二

下黑為更妙

又

切记〻〻凡鷄內金 三 炙脆研細五谷虫 三

炙脆研細治小兒府鬱食積，与大人中

滿鬱脹氣，腹中滿的大便泄瀉即愈，又

鷄內金 五 炙脆研粉篩細再用大五穀

谷虫每清水漂淨毫無臭穢之處，用丸

上炙脆研細為粉鷄內金末，每五谷虫

粉，每用炒米粉拌和，滚水冲熟吃，治鬱

疳粥

此病甚效如神。須吃一個月。

平望戚氏小兒科秘方。用拗藥，紫竿，黑丑，即黑牽牛。蓬莪蒁治小兒疳膨，食積甚效。

外

翁仲仁云：若要小兒安，須常三分饑與寒。此言的確。貴饑者，因小兒脾胃未能充足者；寒者，因小兒純陽之體也。

木鼈

用雞蛋卅個燒熟，用荒鍋上炙油，二個藏起炙油，荒底有油，敷在木鼈上，如仙丹。

小兒科　九十三

治小兒木蚓如神

臍出臍水

凡臍中流脂水，係蚕挟胞多阻，用燈頭繭火，蚕蛾自鑽出者不用矣，所敷於臍中如神，取其封固。

絕症

凡小兒手撫其胸，其熱如烙，以肢如冰，撫胸間心窩，其熱如烙，是係流閉于內也，肢如冰，是陽脫于外也。

先天足与不足

凡小兒看先天足与不足，目要小，眼黑要

螳螂子方

痞積

小兒科

九方

大耳都內要大

螳螂子方（內一兩亦可）青黛 子 元明粉 三 薄荷 七分

冰片 三分 硼砂 子 合研細擦口內兩腮吐

出涎一日用四五次

治痞積方用不論豕豬肚將大蒜裝滿以

線縫好酒炖帝色以兩時丸一合爛泥

塗滿用礱糠火煨透放潮地上宿一一夜

去其火氣研末每晨抹炒米粉吃又一方

用不落水豬肝江洗用黄蠟子頓熟去蠟服

吐乳方

吐乳方用蓮子心焙七枚丁香一粒人參三分全研細乳汁浸令兒吮食

凡治小兒遺尿方用雞肫一具炙桑螵蛸炒二分甘草炙三分黄芪等牡蠣五錢煅為粗末每用末二錢水一盞煎去渣服

兒時邪

凡小兒時邪手足如烙手冷如冰不治之症也脘且如烙者是陷涸於内邪火内

保命散

情肢冷如冰灰。是本原虚而陽脱於外也

保命散

秘方 治一切急驚慢驚痰涎壅塞手足抽搐目直神昏夜啼晝惕吐乳瀉白種種惡症

珠粉三分 牛黄三分 琥珀四分 胆星 白附子 蟬脱去頭足 天虫 茯苓 羌活 防風 茯神各半 天竺黄研 柏紅 甘草 薄荷 硃砂各半 天麻三分 全蝎十個洗淨焙

小兒科

九十五

礞石煅三錢 冰片三分 麝香三分 右為末和勻每服一二分或神曲和丸麻子大每服一二十丸量兒大小加減鉤藤才 薄荷三分泡湯送下

萬病忌乳

凡小兒吐病即宜少与乳食若似驚風即宜斷乳以粥食以米飲一旬必做食乳須先將乳擠空然後以空乳令吮否則乳下嚥中即致頑疾雖神丹莫効候少

顖嗆

凡小兒欬嗆傳心嗆則面紅名曰顖嗆須加慈孝竹三不能寫方紙上顖嗆成者不能速痊故俗語云謂顖百帖安淡眠乳可也

痫症

凡小兒痫症須至杭州胡慶餘堂買康肤丸服可能效驗但此症屬於痰迷心竅故時欲而發須至發才時可能除根

凡小兒痊夜啼日服資生丸三之開水送下

或每日服八珍糕四塊　或取苦茄棵出汁

於飯內服之

婦科

凡室女婦人每多水不涵木肝陽上外頭眩耳鳴須用百蕙首烏生以潛肝陽佐以收濇再加歸身白芍白池菊石決明穭豆衣巨勝子即三角胡麻

凡何首烏補肝能潛肝陽但收濇之品不可治崩經

凡室女未曾出嫁斷無血崩之患若遇血

崩由於打跌後，自日瘀血潰下如崩，為
醫者不能說明病原，則得心中意會知
之，須用活血歸尾、活血赤芍、活血川芎、
荊芥、泡薑、查炭、澤蘭、紫丹參；若步腹痛，
金鈴肉、延胡索；若瘀阻腹痛，用失笑散。
益母艸头煎湯代水，又茺蔚子之。但氣
為血之帥，和血必先利其氣，須加青叶、
蘇梗、生香附、廣鬱金、青陳皮、紫以桂。

又
打胎後惡露上冲陡然角弓反張牙關
緊閉、前方荳蔻用上肉桂皮附子、淮姜、
研、煮研歸尾赤芍或加桃仁紅花吹及
失笑散再用烏梅擦牙關
凡婦人産後無乳用七星脚爪豆二、木通
二、煮熟吃湯王不留行三俗語云、王不
留了婦人服之乳常流雖有王命不能
流其乳

乳少方用白芷两黄芪半當歸半用七星
脚爪豆、煨熟去皮同骨用湯代藥分道

調經

凡婦人痛經，逢天癸至，必腹痛腰痠，亦不能得臥，須用當歸、骨　牛、左牡蠣、續斷、杜仲，加如素子附、三陽、春砂仁研、歸身、白芍、小川芎、青皮、川鬱金、查跡、大小參。若便溏，加生白朮、小川朴、根木子、檳榔、[illegible]枳，宜查跡。若少腹痛，加鬱金、肉延胡索。若名醉，加百薑、大首烏，或去首烏，加細生

調經　九十九

地榆中生地大生地九蒸熟地再加參芪朮阿膠、鱉甲榆龜板、又除棕毛灰、每不治白帶過多不治血海敗即血崩也

乙

室女婦人受寒經來腹痛心悸耳鳴不而目首紅收濇宜用細生地三沉香末一分桂炒當歸分用小茴香分桂炒赤白芍淡吳萸分桂炒若腹痛加生香附三廣壽香只縮砂仁末木青皮末查灰

三、若少腹痛，加金鈴肉五、延胡索三錢、
艾絨、大丹參五、小川芎三錢、艾絨炭、治
痛經血不和要藥
凡用細生地三、補肝腎用烏(何首)桂，收濇，潛肝
陽。隨症施治
凡女人白帶過多，子宮不清，不能得胎。須
用烏鰂骨、即是海螵蛸足。左牡蠣粉、以
斷肉五、以杜仲三錢、棕毛炭足。
調經
一百

凡婦人痛經須用陳艾絨五　大丹參分　又
當歸、地、芍、但陳艾絨五、和血祛瘀藥
大小參功益之物
凡經水不準，後以期用加月月紅朵、即月
季花。
凡陳海蜇斤漂淨煮湯溶化加赤砂糖斤
去渣，和入海蜇湯內收膏，吃一調羹一
朝。治婦女赤白帶，甚效。蓋女人白帶由

於瘦經酒阻滯消瘦赤糖和血

調經方。尖湯頭上腹兩香附砂仁吳萸白芍

腸瘦以彬杜仲

凡經期久閉用二蠶沙炒黃入酒煎沸去沙

酒呂服一杯即通

調經

一百〇一

肝爲藏血之臟，故稱血室

適逢經

凡婦人適逢經至，以成熱入血室。晝則明了。夜則譫語，如見鬼狀，又座成熱入血室。因婦人熱入血室，治法見三章。第一章用小柴胡湯，須鱉血炒柴胡，第二章用犀角地黃湯，第三章用桃仁承氣湯。若舌尖紫絳，神蒙話語。犀角地黃湯。若舌根黑垢，神昏譫語，再用桃仁承氣湯。

適逢經

一百〇二

熱入血室一刺期门一小柴胡湯一如見

鬼狀，晝則明了，夜則譫語，犀角地黄湯

一治之，毋犯胃氣，恐俗人誤認食積而

用下藥

一熱入血室蓄血發狂桃仁承氣湯

崩帶

凡服方用陳棕灰、每陳艾絨三錢、陳阿膠三錢、禹餘糧三錢、赤石脂三錢。治婦人血崩久漏不止、須試用之。以後用膠艾四物湯。加丹參。

血崩。暴崩須溫、久崩須清。暴崩者為一時血海敗、面㿠、肢冷、脈細。古人血脫每用益氣法。故以十全大補湯為主方。以後

歸脾湯、補中益氣湯

久崩須清本，此堅盡生内熱，既以四物湯

加丹皮、白薇、藕汁、黑山梔、陳棕灰、以及

調經八味法

血崩。暴崩宜溫澀，十全大補湯；久漏須宣

通，四物湯加減，紫石英、牡蠣、菟絲、枸杞、

鹿茸等品

豆腐漿、鍋子上結皮，飯後吃，白帶甚效

小產

收滴帶。用烏鰂骨、桑螵蛸、龍骨、牡蠣、菟絲

杜仲、線魚膠、五味子、蓮肉。

婦人白帶，此注一點杜仲、烏鰂骨、牡蠣、線

魚膠、菟絲、枸杞子

切記凡血崩從產而起是老娘點胞打胎

小產也，非血崩也。若寡婦須用當歸

身芪、湯代茶，又用酒炒歸尾三、酒炒赤

芍、山查炭三、澤蘭三、金鈴肉二、延胡索

崩帶

一百八

三　若寒甚須用荊芥穗三　炮姜汁　才生地

附　三　廣壽全　母　茺蔚子三　小麥夜　炒以

桂枝七分

凡女人血崩無度甚致目暗神昏内經云

血脫者必先益其氣須用十全大補湯

加杜仲阿膠　各　左牡蠣　兩

凡寡婦陡然血崩不止以少腹不脹不痛

為血崩以小腹脹痛且脹為小產須為

癸漏旬日餘方始臨下須用荊芥蓯蓉
澤蘭湯歸尾赤芍以芎湯加重服生薑
山楂丹參湯代茶金鈴延胡但當察其
能言血崩與小產一樣看法

凡婦人血崩妄行無度脈細如無肢冷如
冰頭○汗如雨目暗無光唇無血色此脫
在頃刻目前也但血脫必先益其氣因
氣為血之帥必須急用十全大補湯加

崩漏

一百○五

龍骨、牡蠣、陳棕灰、血餘灰、柏炒、艾葉、大熟地。蓋血崩營度由於衝脈無權，不能收攝，四物湯、血餘灰、荊芥、柏炒熟地。血脫必先益其氣，以血之歸以居于陽。人參、野於朮、茯神、炙草，重用黃芪。上肉桂米飯丸服。又用肉桂子對末全道。又桂枝、黃芪、白芍，又參附回陽。

凡婦人白帶甚多，須用線魚膠、牡蠣粉

炒加海螵蛸生、煅牡蠣粉以杜仲三、

凡血海敗，用當歸炒、荊芥並、沖酒服。又方

用灯心灰三、棉花子炒灰舊棕灰三、短于

髮灰炙存性三、用陳墨汁加鹽黑棗加炒並湯沖服。如

已虛加人參

崩帶

二百〇六

胎產

觀醫經原旨談生白注云婦人以孕緣故四用消導預胎之藥傷以食滯稠結不得已而用消導之品然而胎氣亦無損如此婦人重時症舌苔垢膩脈滑而大大便不行糊言亂語命在須刻或舌苔黑垢以其胎已死腹中胎氣不動不得已用涼膈散亦是勉強方

醫書云面色青而母亡舌色青黑謂胎元死面青舌黑謂子母俱亡又云胎元死於腹中舌苔必黑若腹中攻動者可安胎細條芩生白朮安胎之聖藥歸身白芍養血安胎之良方佐以香附砂仁陳皮蘇梗若以蘇梗不用若廣蘇梗即蓬莪朮炒若腰痛須加杜仲川續斷桑寄生

内經云婦人有故無殞亦無殞也此專言

苣以秋子
日芫蔚子

大黃而說如有故者以有孕之緣故如以婦人有食積結於腸府用消導之品但不失食積然胎元不墜隕矣

產後瘀血不行而少腹作痛須用去瘀也宜養榮以攻其瘀以當歸芎為附去瘀澤蘭益母草以揀延胡又失笑散劑穩祛血中之伏風治產後最宜也重則用柴胡荊芥

胎產

一百〇八

凡婦人新產行走後戶受風，必定牙關緊閉，角弓反張，痙厥而死。所以神志不昏者，蓋其所以風從後戶而入，直至督脈巔頂，任脈咽喉。但寡婦尼姑室女打胎後怕人多言，勉強行走，待至後戶吹風而致牙關緊閉而死者不鮮。以若遇此症，須用附桂歸芎，查脈，延請京醫為妙。生用附、炮薑，用桂、薑，以盡人事。

未嫁之女。自言血崩係血崩也，実因打胎
悪瘀下也。若醫家心領意会，実女未生
育，未傷衝任血海，何故而致血海敗也。
寡婦与尼姑打胎成，恐聞人知，知之則然勉
強行走，後戶受風，風邪直入衝任血海，
陡然痙厥，牙関緊閉，角弓反張，而身發
寒熱，神志清爽者，是打胎成後戶受風
也。若身有寒熱，神志時昏者，是傷寒痙

胎痙

一百〇九

厥但傷寒時邪牙關緊閉用羚羊石決菖蒲鬱金、散不可用、此藥若係戶受風牙關緊閉用肉桂附子細辛 京紅花澤蘭、丹參歸尾荊芥泡薑香附薑以外散不可用涼藥但寡婦病旁人不告明白、要醫家心領意會不不能說明此病係戶受風者不治

凡婦人溲脬下墜尿脬下墜。由於產時穩

〇婆老娘之捅開產戶〇以致婦人蹲踞卧床脬不脫出於產戶也用補中益氣湯最灵

產後伏暑發熱甚六月中壯熱蒸汗〇用荊芥泡薑得汗而涼可知其泡薑退產後發熱要藥若化火不可用

胎前胎氣上干急用紋銀白苧湯〇不可用旋覆代赭湯其內甚〇即可用白薇、不用

胎產

二百〇十

壯用皮下喉嚥即可用桶紅竹〻青不
　可用姜汁炙、
產後神衰形脫急用回生丹一粒、苦艸湯送
產後惡露不下用失笑散三錢益母艸全煎
產後溫邪發熱用荆芥三錢荆芥能去血中
　之伏加入查炭祛瘀消積
產後祛瘀爲先归尾赤芍川芎澤蘭查炭
　祛瘀消積要藥益母艸要藥

孕忌藥

懷孕之婦不用麝香、肉桂、代赭石、姜半夏、牡丹皮、細辛、滑石、牛膝、茅根、麻黄、紫金錠、

婦人產後傷寒，發熱壯熱，煩躁譫語，唇焦舌黑，口渴脈大而惡瘀不行，此瘀阻陽明也，邪陷入血室，投犀角地黃湯合白虎湯。而惡瘀反行也，熱漸退，若不壯熱也。舌白，微薇湯，仍用小柴胡湯加泡姜、查炭、澤

胎產

三百十一

蘭草如荆芥以芎之類

婦人或產後，或血崩汗多，肢冷，桂枝龍骨牡蠣救逆湯、十全大補湯

妊娠五月死乳日滿，且看乳將瀝出，胎到

三月死乳中滿

老鼠胎，月經積而不多，止有水酒杯極多

漏胎，防其水產，胎瘦者多，防其水產，壞

孕左少腹硬而突起，左手脈疾為男，懷

孕右少腹軟而大，腹形平滿，右手滑數為女。

胎前內熱，用白薇而忌丹皮，因丹皮爛胎衣也。

胎前嘔惡，用紫蘇梗而忌紫蘇皮，因破胎氣。

新產婦人惡膿惡腥，或惡臭惡腥，如流注瘀痛在背，敗麻流筋，如是麻露未清而敗麻入絡，如不作流注，或着。

小產成漁胞（月）三月小產，即五月必產，或七

胎產

一百十一

月不足產

參、丹、澤蘭、芎、歸、芍、產後傷寒是要藥。
滑石、滑胎、延胡、破血以及其藥、必用姙辟
均是
澤蘭、退新產邪其要藥荊芥退血中伏風
新產邪其要藥
產後宜其祛寒、如應用逍遙散、柴胡、活物
歸尾、活物者、當加荊芥、查、紅、澤蘭、

又安胎飲子。代粥吃最妙。蓮心十五粒、糯米三合、
白茅根、水一煮、粥吃
白茅根三、安胎安藥方用當歸安血。因艾
胎元系於脾也。若胎氣上攻攻須用紋
銀白煮、陽文銀可煮安血三、又調氣和
血。即是安胎。所以用附砂仁、謂安人之
至寶。所以敬信錄上安胎藥十二味。凡
蕪城有孕婦月服一二劑。此方在後即
胎産　一百十三

安胎保產方

原葛根蜩胞衣丹皮蜩胞衣天花粉滑胎

此交傷胎厚朴墮胎犀角傷血分傷胎

其餘之開藥不待言矣

安胎保產方懷孕七個月即宜預服七個

月服一劑八個服二劑九個月服三劑

十個月服三劑臨產服一劑此無難產

之患百發百中功效又神產後此方切

勿誤服也

厚朴薑炒　黄芩炒　川貝母一錢去心研末不入煎以藥冲服　當歸酒洗　菟絲子酒洗　羌活炒

枳殼麩炒　蘄艾醋炒　黄芪炙　白芍酒炒　川芎一錢　荊芥穗八分　白芍冬月不用甘草

試觀小兒在母懷胎中十个月，何由不向死？乃小兒口鼻之氣不能呼吸，全賴母之元氣運於胞胎，而胎之氣貫於臍帶，帶之氣通於小兒，小兒他但不向死，抑且小兒得母之氣血以長大，及至產時，全賴

胎產

二百十四

穀食氣汁而活命，譬如花樹之元氣貫於桃子，而花肉之氣貫於桃核，而桃核之氣貫於桃仁，及至花肉肉（氣）而落地，得地氣而桃仁自能生芽成樹，故仁壽堂徐嗟雲病重將危，自言臍中之氣動跳，如蝦之遊，如梭之穿，此即丹田接根之氣，如言收呼繞肢冷而沒。

懷孕忌藥：姜半夏、丹皮、代赭石、南星、膽星節針根句桂麝末。

治滑胎丸方　專治懷孕胎元不固，慣易小產，胎有兩月即服此丸，三月可保無虞，屢試屢驗，其效如神。

人參五錢，可用黨參三錢代之。以續斷三錢，蜜炙。黃芪五錢，熟砂仁去殼一錢，於朮二兩，歸身二錢，淮山藥三錢，白芍一錢，真阿膠五錢，炙甘炒草，杜仲，母、黃芩一錢。

胎產

一百十五

右藥十二味共研細末加榛心荷葉兩二蚕繭牙芡牛鼻眞三味以炙灰存性另用大熟地另打糊為丸如桐子大每服三開水送下

胎前

凡人之初生，全頼先天腎水為源。既生之後，
全頼脾胃後天，率由經上人之十二經絡，
始於肺而終於肝。獨懷胎司胎論，始於
肝而終於肺腎，及腎卵生育以致，以司
胎一个月足厥陰肝經起，二个月足少
陽胆經司胎，乃肝於胆相為表裡也。

一月足少陽胆經司胎

一月足厥陰肝經司胎

胎前

百十六

三月手厥陰心胞絡司胎　四月手少陽三焦司胎之義
五月足太陰脾土司胎　六月足陽明胃土司胎之義
七月手太陰肺經司胎　八月手陽明大腸司胎之義
足六經肝與膽相為表裡　手六經心胞與三焦相為表裡
足六經脾與胃相為表裡　手六經肺與大腸相為表裡
九月足少陰腎經司胎　十月足太陽膀胱司胎
足六經腎與膀胱相為表裡獨手少陰心經（君）主日不免（司）
胎○所以手少陰心君主日不司胎及至九月腎經司胎

胎元足之腎係不固而多娩。臨產六字訣，曰睡，曰忍痛，三曰慢臨盆，切不可早坐草也。

孔子家語云：凡晝生類父，夜生類母，故男生於辰巳午未時辰者多，女生於戌亥子丑時辰者多。

凡四物湯、膠艾四物湯、懷孕忌地黃，而用白薇；忌半夏，而用薑汁炒之，以止噫嘔；忌代赭石，而用紋銀白苧湯安胎飲子。

紋銀苧麻煎建蓮肉廿粒白糯米三煮粥
吃名曰安胎飲乃加苧麻煎三嫩白緻
三若苧字避諱蘇字觸目而寫苧麻煎
三做引

凡婦停經（若[illegible]時以腹痛由血崩）三月以腹痛為小產以不痛為
血崩則心中知之不能說明如

凡胎前將及足月小便頻數不禁者世多
由於胎元日大而膀胱之氣狹窒也

凡懷孕一个月足厥陰肝司胎二个月足少陽胆司胎三个月手厥陰心胞司胎四个月手少陽三焦司胎五个月足太陰脾司胎六个月足陽明胃司胎七个月手太陰肺司胎八个月手陽明大腸司胎九个月足少陰腎司胎十个月足太陽膀胱司胎厥陰與少陽屬木木生火手厥陰心胞手少陽三焦屬火火生

胎前　一百六

土足太陰陽明脾胃屬土々生金肺与
大腸屬金々生水腎与膀胱屬水々生
肝木元五行全則分娩也一二月足厥
陰少陽肝胆木生心包三焦火々生脾
胃土々生肺与大腸金々生腎与膀胱
水々生肝胆木
但心君無日不司胎故以心包絡与手
少陽三焦之火代心君司胎原是肝心

重福小厭

脾肺腎之亞乃金剛生以心色總代心居也
凡孕婦足〻水腫爛能衣用嫩白薇乃代之
足〻代赭石用紋銀白芍湯代之足半夜
用黑半邊代之又要心用薑汁炒竹二
青代之若孕婦三月之內有噎嗝者可
用薑黑半敖打若五个月之內有噎嗝
者用黑半邊 三薑汁炒竹二青只
凡臨死腹中言語怪異急用朱笑散金鈴
胎前
一百十九

子散金鈴肉延胡索南查派核椰灌牛膝並以艸中湯代之若胎婦自覺腹中胎氣攻動此方暫緩若胎婦自覺腹不攻動而舌中黑色者一定胎死腹中無疑而且脈不滑數流利

打

打胎方以射香每月一分細辛每月五分牙皂每月五分水虎每月八分若胎五月小兒動打之必死用苦瓜萬根打爛為

丸如花椒大，用同管揷入陰戶內，廿九入於管中，從陰戶內，三日內可痊，見紅

凡臨產如五月，兩足腫浮，此名子腫，將來臨產不困，必定易臨，須用白朮、厚朴、陳皮、腹絨

凡用条芩、白朮，安胎之聖藥，表以厚朴，不調氣，安胎之聖藥，歸、身、白芍，和血，安胎之聖藥，杜仲、以斷、東寄生，臨產安胎之

臨前

一百廿

宜川壽生

聖藥所製專附云 廣壽堂徐氏茯神腹
痛安胎之聖藥白薇亦安胎之藥
凡胎前忌用升提以嫩白薇少代之忌姜
者友以紫者也 云代之能胎前頸以喉
吐不能不用二陳湯陳皮青皮或姜竹
茹胎前忌用代赭石以紋銀白芍些代
之以平胎氣上干
凡胎前須加白芍些 云以便臨產看過方

紙知。其懷孕也。孕婦如其失常方命。須
得問其用京貨店上苧麻煎否。以便為
藥者易知懷麟以後須求原方為妙。酒
炒淡子芩 生白朮 炒砂仁 江枳殼 嫩白薇
淡子芩清胎熱 白朮和中化滯健脾 厚朴理氣
安胎 枳殼少 若腹疼須用檳榔 木香 查
斷。

凡安胎養陰藥 細生地 當歸身 東白芍 淡子芩

胎前 一百二十

生白朮、胸悶腹脹加葉、朴、江只殼、陳皮、陽春砂仁末、以續斷、厚杜仲、栗殼炒、莵絲子餅、茯神以不解

凡胎氣不動用川芎試胎法用小川芎末歸身三錢婦自覺攻動其壞麟不知矣甚後引下藥須加葱白送即芎與之以便孕婦失表原方可用過白芍與否

凡胎氣上衝須用淡銀白芍湯以鎮胎元、嫩白薇去皮、淡子芩

凡懷孕三月〇名為小産最忌腰疼腹痛又
懷麟〻之體五个月努力負重而易出
産而忌腰疼腹痛三个月為小産五个
月為半産若過五个月則胎元堅固矣
然閑庶懷孕卧忌時卻壯甚〻傷胎元
下隕胎之患

凡懷麟五个月因藥誤服牛膝及姜半夏
節根肉桂赤石壺陳延胡索又忌蟾酥

胎前

一百二十二

忌茆茶根燈芯肉麻

丸印砂藥若懷孕忌牡丹皮而用嫩白薇也忌半夏而用米泔浸三次以止嘔惡佐以薑汁炒竹二青忌葛根而用蘆根忌代赭石而用伏銀白芍湯忌查沫而用蓮心核柳炒胎前下痢腹痛核柳神也查沫不能不用為經云有故無殞亦無殞也

打胎方○用冰片、射香、細辛、牙皂、土牛膝、葛根、白芨

各等分為末一月至五月去炅六月芩
用因胎元堅固而芩用也用紗袋丈趣陰乾
粗細此藥入於袋中棉條戶西至扁内
止須五一周時放出又五仁線一根繫
在紗袋上偽明小便以便拿出
脉滑經居是之玉慈投懷之狀

姙娠服藥禁忌歌

蚖斑水蛭及䖟虫　烏頭附子配天雄

胎前

一百三十三

野葛水硍并巴豆　牛膝薏苡与蜈蚣
三稜芫花代赭麝　大戟蟬蛻黄雌雄
牙硝芒硝牡丹桂　槐花牽牛皂角同
半夏南星与通草　瞿麦乾姜桃仁通
硇砂乾漆蟹爪甲　地胆茅根都失中
此係婦人胎前忌　常須記念在心胸

產後

凡新產婦人發熱須用荊芥穗三錢煮汁
蘇□梗四分泡薑灰五分三味為藥荊芥祛血
中之伏風紫蘇葉血中之氣藥散血中
之寒邪泡薑灰半辛熱散邪辛散去寒
又炒祛寒表汗加陳艾炒大小參湯歸
尾湯赤芍湯小芎澤蘭查灰煮汲若腹
痛加生地附三廣鬱金四縮砂仁白
產後 一百六十四

桃仁少腹痛加安銼肉官延胡索二若
瘀但腹痛加失笑散二即生蒲黃五灵
脂也又益母草為藥所以荆芥紫蘇叶
佐姜三味藥屬皮發宜甚為藥如瘧邪
加北柴胡平益母草湯常服旬日無瘀為止

凡產後瘀阻大便旬日餘不了小便不通
事交急迫三沖三急二用桃仁承氣湯
大黃䗪虫丸為主單桃仁三、生錦紋二

蟲出言矣研印地鱉蟲加南棗泥三丸
延胡索三小茴皮炒生丑附三再加失
笑散三印生蒲黄炒五靈脂炒金鈴子散
印是金鈴肉與延胡索失笑散生蒲黄
五靈脂或茺蔚子三錢或益母草煎
湯代之待其大便得通而小便亦利麻
露亦下矣芎歸湯生丑附滑蕎派

凡產後大便旬日不行者甚多。由於胞胎

產後

二百六十五

而出而腸府之應皆覺以

凡痘後三衝三急惡露衝心則神昏惡露衝肺則氣喘惡露衝胃則嘔噁

凡痘後三急一者病痘二者病厥三者大便難

凡痘後一旬之內並無云忽陡然牙關緊閉角弓反張不能言語自覺少腹衝上心即婦痘厥此惡露上衝以是和入足厥陰肝藏內風掀動起以不治者多矣

檳目安南桂去研末飯丸另服淡附子
錢以川芎三錢歸尾三錢荊芥穗三錢青防風錢
赤芍三錢澤蘭錢桃泥三錢生地附三錢桂
桑寄如少腹痛加失笑散三錢即生蒲黃
五靈脂醋炒三錢以此身煎湯代水
將湯煖戶麻露臥下方可揭機若不見
麻下繞床雖掩天機但於床其上金鈴
閉延胡索和仁若尼姑與孤孀驟然牙
産後　宜崇

關緊閉角弓反張並無汗也難不治云
產後起病發治法與上仝法入附子肉桂
治羌獨活荊芥三防風三澤蘭茺蔚子
三生香附三金鈴肉四延胡索三歸尾
赤芍川芎水煎都因要辟而早出門戶
多行走勞而後戶受風風邪直入厥陰
黄之病露工沖加荊芥穗三羌活半
治產後以上進要藥若痛再加紫蘇子
活以歸尾云云活以赤芍為和血要藥活

炒以芎和血煎治頭痛宜加澤蘭一錢
大丹參一錢生地附三錢廣壽香一錢利氣和
血止腹痛南查炭三錢治產婦去瘀消瘀止
腹痛無藥而和仁研細末治產後和血必先
利其氣所以和仁生附靜香若形宜加
以桂枝一錢若少腹痛加陽延胡索三錢重
者麻露稍下加失笑散三錢巾生蒲黃与
五靈脂是也若麻少用益母草湯代水

產後

一百六十七

如腹痛便泄加生白术钱米以朴木根
炙钱核楝钱若表邪加紫苏叶钱荆芥
三淡豆豉三若恶心加陈及钱姜皮钱
凡荆芥穗三去血中之伏风产后经尤妙
藥若類瘧荊芥柴胡並用
凡新产后舌苔黑色根灰一定麻但无疑
须用失笑散生荆芥三炮姜木香跌生
泽兰三当归尾三汤赤芍钱川芎三桃

擲之查疏牙延胡之金鈴肉加蓋以也
湯代水又小產必產悪瘀自日方見更
爲危險
切
記凡產後舌黑瘀但無疑須用馬歸尾
之類赤芍加烏藥小川芎加南查疏牙澤
蘭加蓬莪朮延胡索之金鈴肉加小
青皮加廣鬱金加生香附之炭楝柳之
用失笑散牙之須用蓋以此湯並澤蘭湯代
產後
一百六十

如若新產後形容憂抑，須用荊穗二、泡姜子。若產後如癡狀，須用荊芥穗、柴胡、泡姜。

凡產後交骨不開，龜腹版三、血餘灰、川芎、當歸二。

胎死腹中，用人參、淮牛膝三、檀香、本胎死腹中，舌苦必黑。若面色青，舌必子俱亡。

凡新產後十朝之內，荊芥穗二，第一味要

荊芥穗祛血中之伏風以治產婦惡
露不出亟荊芥炮姜澤蘭湯歸尾者
當以芎湯蘄州艾絨炮姜煮汁步
腹痛金鈴子延胡索若露但后黑失笑
散三茺蔚子三白芍藥炒以逍遙湯代
所又治血必先利其氣生香附廣鬱金
小茴小青皮白桃仁夷核桃
凡產後露但腹痛后黑荊芥炮姜澤蘭湯

產後

一百二十八

歸尾赤芍川芎湯 艾絨山查炭并是要
若腹痛失笑不可忘 少腹心腹金鈴肉
延胡索益以炒炭芍藥湯四肢厥冷加
肉桂荔魚用附共核櫟
凡產後瘀阻舌黑須用查炭 生六核櫟三
單桃仁研三吉紅花五酒歸尾 三酒赤芍
五荊芥穗 三泡姜炭五澤蘭川芎 失
笑散 三茺蔚子 三用益母草湯代水

凡經阻三月陡然癸漏不止勢必小產莫
能安胎者胎元已損傷則但要產見十
餘日而少腹仍然作痛且時大胎未離
須俟癸漏自日離方胎胎下用荊芥炮
姜澤蘭湯歸尾赤芍川芎湯加南查派
派牛茺蔚子三文伐木白芍益母艸湯
代氣利氣加生香附鬱金

新產婦人有三病一者病痓二者病鬱冒

產後

一百二十九

三者大便難

句都重複可厭前已言之何必汲汲再連言